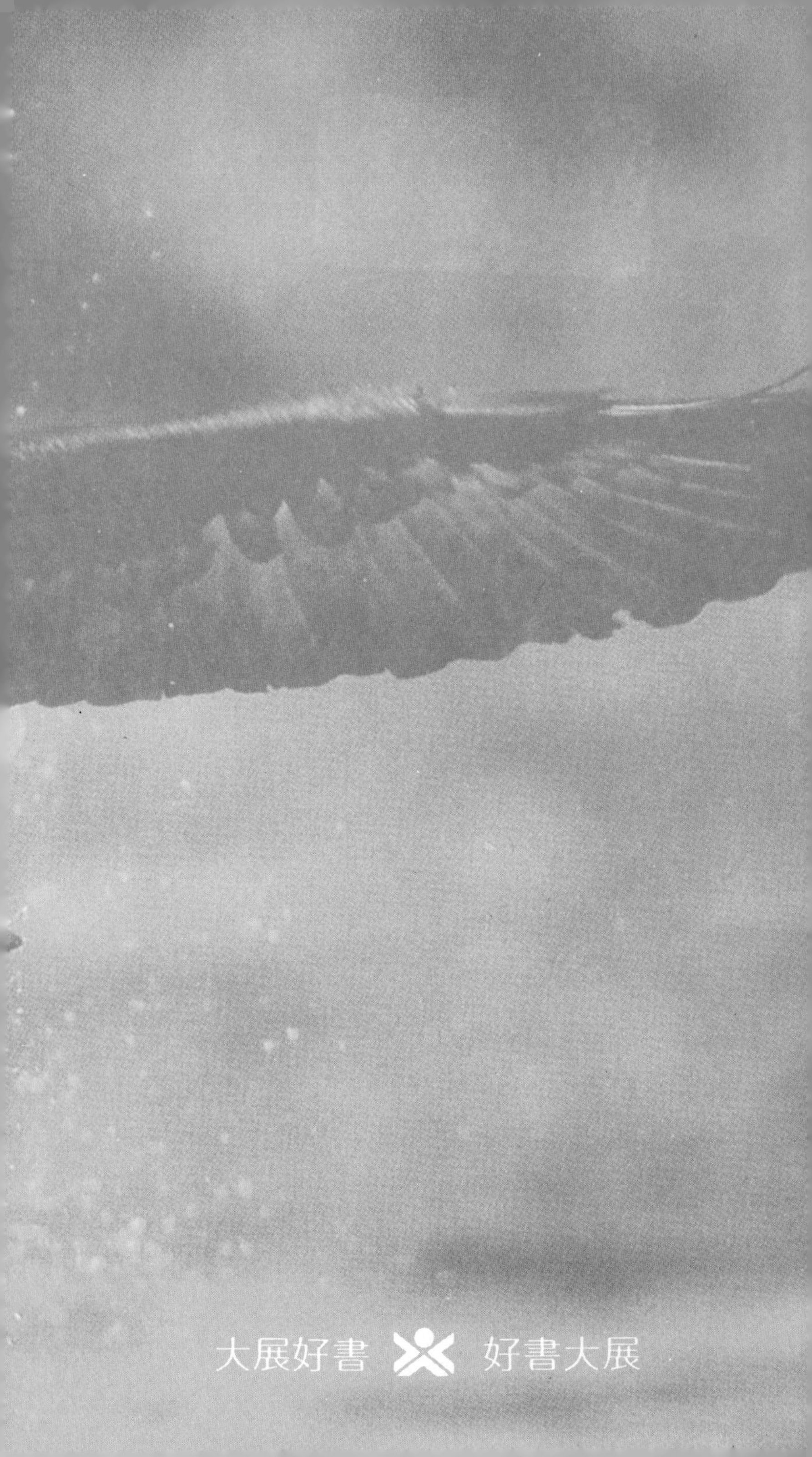
大展好書 好書大展

大展好書 好書大展

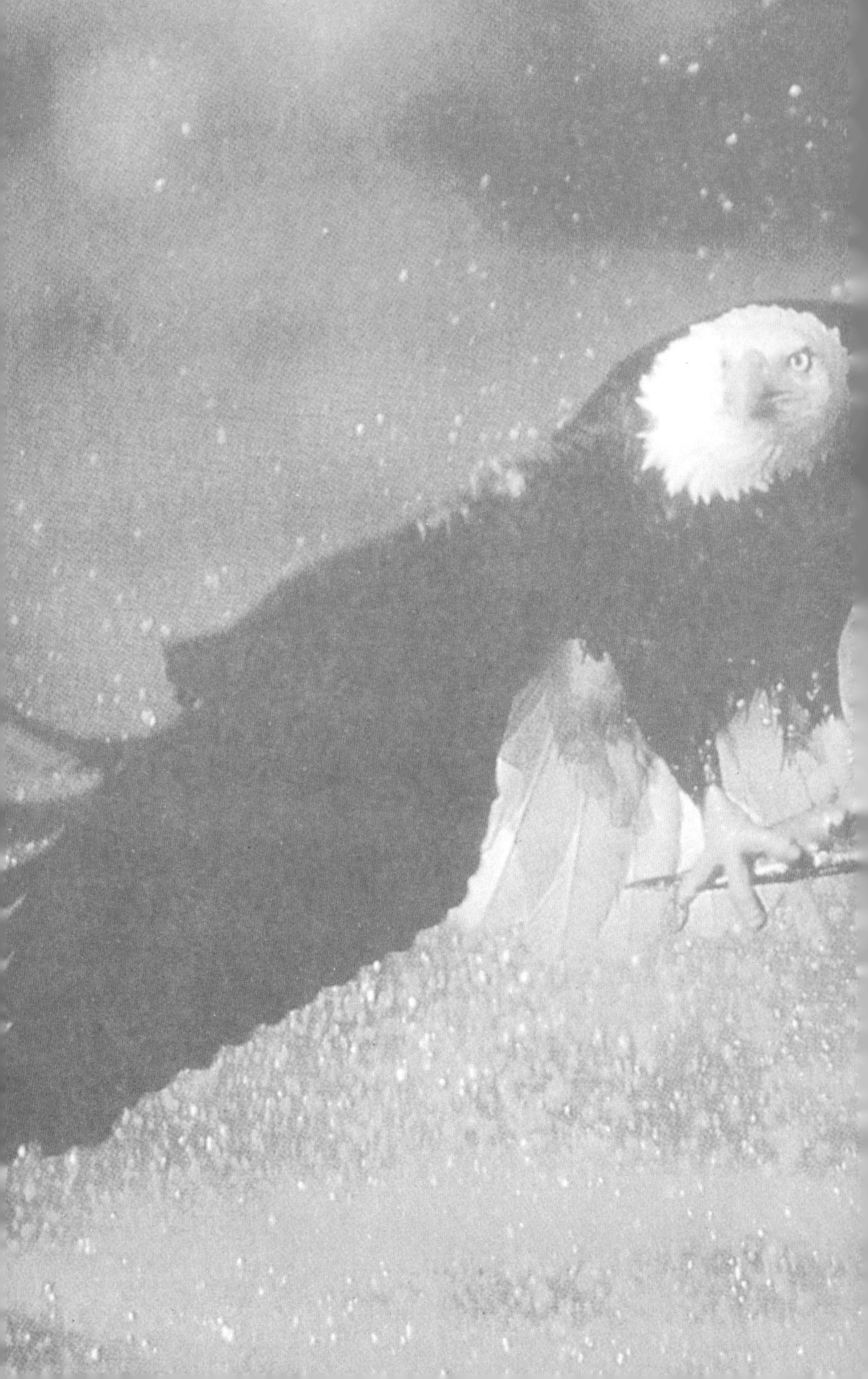

巧妙的氣保健法

藤平墨子／著
沈永嘉／譯

68
健康天地

目錄

序章　何謂「氣」

第一章 以「氣」快速地獲得健康

——「呼吸法」和「正面思考」是你的生力軍

第二章　復活身體生命力的「氣壓療法」

——舉公開效果驚人的治療各病症之氣壓療法

第三章　用「氣」能使家庭更加圓滿

——立刻有效的育兒術和馭夫術

第四章　改善人際關係的自我控制術

——只要知道這些就不用再為與人交往而傷腦筋

第五章 使生活滋潤復甦之「氣」的活用法

——從飲食到美容都能廣泛的利用

序章

何謂「氣」

你認為「氣」是什麼樣的東西呢?也許有人認為「大喊一聲『喝!』可以把一個人震走，那就是「氣」。可是我們的「氣」不同於「氣功」。我們的「氣」雖然也可以把人震走，只是那有確立的原則在，必須積下應有的特別修行，才辦得到。

用一股勁將一個人震走好幾公尺遠，這樣的傑作，任誰看了都覺得嚇人。這不是外行人可以模仿、做得來的事情，即使做得來，也可能會因此而受傷。再說，能震走一個人並不能保證身體健康，或者心情寬舒。

將一個人震走，只能用在本身遇到危險狀況時，因此，住在國外或海外旅行時，說不定能成為有效的招式。

可是我們所提倡的「氣」，並不是在有限的狀況下才能使用。

我們會裏有幾個行家，固然切身學會震人術這種技能，不過，我要教各位在較現實的生活中可使用的「氣」。

也就是教各位透過「氣」的使用，在日常生活中能立刻且容易見效的特殊技術（know how）。

只要實踐我們所提倡「氣」的生活藝術，保證能維持健康、人際關係好轉，最重要的是，可以每天過著煥然一新、生氣蓬勃的日子。

那不是什麽特殊力或超能力，而是誰都可以擁有的力量，或者可能實踐的特殊技術。

外子（藤平光一）從一九七一年開始主辦「氣的研究會」，其理論與實踐受到衆人歡迎。

雖然此會是由外子所主辦，但我入會時仍半信半疑，後來有樣學樣學了一陣子，久而自通，切身落實「氣」的精髓。

後來，我也將「氣」引進健康法和育兒法。特別是靠它克服癌症（疑似癌症），或者面對外子好幾次大病，每次都有驚無險地恢復過來的經驗。所以我對於「氣」能維持與管理健康有絕對的自信。

也就是說，只要實踐「氣」的生活藝術，誰都可以恢復健康。健康的人會更健康，有病的人會驚異於自然治療力的提高，虛弱的人則在不知不覺中培養體力。

因此，我才寫此書給管理家庭的主婦，希望能務必體會「氣」的引出法。

雖然外子已出版好幾冊「氣」的理論專書，只是我不擅長發表難懂的理論，因此取而代之，說些自己在實際生活中的切身體驗，及相當了不起的真實感。

「氣」的修行，並不需要很多時間，也不用咬緊牙齦的訓練，甚至連道具都不需要。

更不需要如對宗教般的信仰。

只要在日常生活中心血來潮，想實行多少就實行多少。

因為那是非常簡單易學。此外，比什麼都值得一提的是，可以快樂的實行。

我保證只要能實踐「氣」的生活藝術，一定可以獲得健康與幸福。

能引出無限能力的「氣」

我們經常使用「氣」這個字，如「我和那個人意氣相投」「今天氣不上乘（日文「不感興趣」或「提不起勁」之意）」「那個人氣很細膩（日文「用心周密」之意）」

由此可見，「氣」是那樣地貼近我們的生活。

「氣」不是不可思議的力量或超能力，而是實際存在的東西。

我簡單地說明一下。

例如，我們的身體由好幾億的細胞所構成，先假定把這個細胞一分為二，接著再一分為二，如此反覆下去，最後成為無限小存在的東西，但仍然不會變成零。

如此，雖非零卻無限小的存在就是「氣」。

「氣」是萬物泉源，天地之造物者。是無窮盡的存在、到處皆有之力量。

釋出氣，人才能引出與生俱來無窮盡的能力。當然，要釋出氣，必須先引進天地氣的力量。

如此快速地引進呼出，等於是「氣」的新陳代謝。

這種代謝作用順利地進行，才能充分活用氣的力量。

再說，我們把「気」寫成「氣」，因為如此更能傳達原本正確的意思。

因為「気」的中間是「×」，而「氣」的中間是「米」，這就是差別所在。

日文「×」有封閉之意，如此一來等於把氣封閉在裏面，但是氣是不能被封閉的。

滯氣是不理想的狀態，因為有出才有進。

還有，請仔細看「米」這個字。

它是向四面八方擴張。如此向外無窮盡擴大就是「氣」。

至於在釋出氣時，「氣」也能比「氣」更符合我們的主張。

能夠使人生好轉的正氣

像電力有正負一般，「氣」也有正負。

正氣是將氣釋出，而負氣則是將氣引進。

若將正氣改想成「陽氣」，負氣改想成「陰氣」也可以。

生氣、埋怨、訴苦、嘆氣、悲觀，這一切都是負面的狀態，也就是氣萎縮的狀態。一個怒火中燒或訴苦埋怨的人，是絕對釋不出氣的。

反過來說，高興、歡笑、感謝、愛等等都是正面的狀態。也就是釋出「氣」的狀態。

當然，一個人不論是誰都不會經常歡笑或高興。

我也不例外。只可說是在於你如何減少負面狀態、多些正面狀態，來決定幸福與否。

現在假設妳是位家庭主婦，時間很多，不知該如何打發。此時光看一個人心想「反正我沒出外做過事，做什麼都不行。」或者「我一定也有做得來的事」，就可知其人生必有決定性的不同。

簡單地說，就是想法的轉換。

舉個簡單的例子，當你被時間趕得進退維谷時，如果心想「糟了，只剩下五分鐘而已！」此時將更加焦慮。但改想成「還有五分鐘呢！」心情則會變得較輕鬆。

請問你是否想開朗地活下去？沒有人願意過暗淡無光的生活，因此既然要開朗快樂地活下去，就要釋出氣。

但願更多的女性同胞都能過著正面的生活方式。

鬆懈就能釋出「氣」

數年前，世界知名的指揮家小澤征爾曾上電視的脫口秀節目。

當有人問道：「您是否有指揮的秘訣？」時，小澤先生回答說：「千萬不可以過分用力。但是完全沒有力氣也是不行的。個中微妙的差異是什麼？我也不太會說。」

當時，我不自覺地面向電視且叫著：「那個就是釋出氣的狀態，這樣說就對了。」

在一旁的兒子對我說：「媽，那是電視，妳說什麼它聽不到的。」不過我很佩服小澤先生那樣的當道權威，在無意識中也能活用「氣」。

同時我一個人感動地心想：一切的根本都在於用氣。

我覺得「不可以過分用力，完全沒有力氣也不行」這句話將釋氣法做了精闢的說明。用一根指揮棒指揮衆多的演奏者，我想被喻為名指揮家應是釋出相當多的氣才對。提到釋出氣，或許有許多人會誤認須使盡九牛二虎之力。這是錯的。即使用再多力也是釋不出氣的。

與其這麼說，倒不如說是因為過於用力才無法釋出氣。

九重親方的（日本相撲的老闆）千代之富士仍為現任力士，同時也剛爬上幕內（日本相撲分幕內幕外，幕內是職業相撲手）。

外子每次看千代之富士上場比賽的電視轉播時，都會說：「那樣是不行的啦，根本不會贏。」

千代之富士眼神炯炯有光，有「野狼」之綽號，在擂台上賽前對看時，會向對方怒目而視。

有時怒目相視的狀態長達數十秒，觀衆甚至於會不耐而鼓譟。

但是，在怒目而視時，是絕對無法釋出氣的。

既然釋不出氣，那麼也就無法完全發揮自己的潛力。

外子每次看電視時，都會很遺憾地說：「千代之富士不愧是北海道漁村土生土長的相撲選手，有強而有力的腰勁與腳勁，隱藏著相撲選手絕佳的潛力（potential），但沒想到卻是那樣地浪費天分，實在太可惜了。」

沒想到，千代之富士突然之間停止和對方怒目相視。

我們心想「這到底是怎麼一回事」，但還來不及得到答案前，千代之富士自此扶搖直上，開始連戰連勝，終於登上「橫綱」（日本相撲界最高之頭銜）寶座。

外子也不斷地讚佩他，說他靠的正是「氣」的力量。

大概是千代之富士登上橫綱寶座後不久的事。

外子有緣為千代之富士做「氣壓」。

當時外子對他說：「自從你不再怒目相視之後，威力可增加了許多。」橫綱微微一笑，說：「你也看出來了嗎?事實上我是看了某人給我的書，才領會『原來怒目相視時出不了力』。」

外子吃驚地問：「哇!原來也有人和我的看法一致。」千代之富士回答：「記得好像叫滕平光一，咦，原來就是老兄你寫的書！」並用手指著堆積在房間牆角外子所寫的書，此時全場哄堂大笑。

放鬆而穩住心的狀態，才能釋放出氣。

心情集中臍下一點才能平穩

方才所提放鬆而穩住心的狀態，並不是說要做就可以做得來的。

比如說，參加母姊會時，被指名擔任棘手的演講，此時心裏愈是想「鎮靜、鎮靜」，卻愈是焦急。

若說是「怯場」，則是因為氣上心頭，如一團火在燃燒。

要穩住心，氣必須下放。

物體的重心必定在下。相同地，人的重心在下也是當然之事。不過這個部位不在腳，而在下腹部的「臍下一點」。

因爲腳到處走動，做爲穩住心的部位是不合適的。

但是，臍下一點又在哪兒呢？

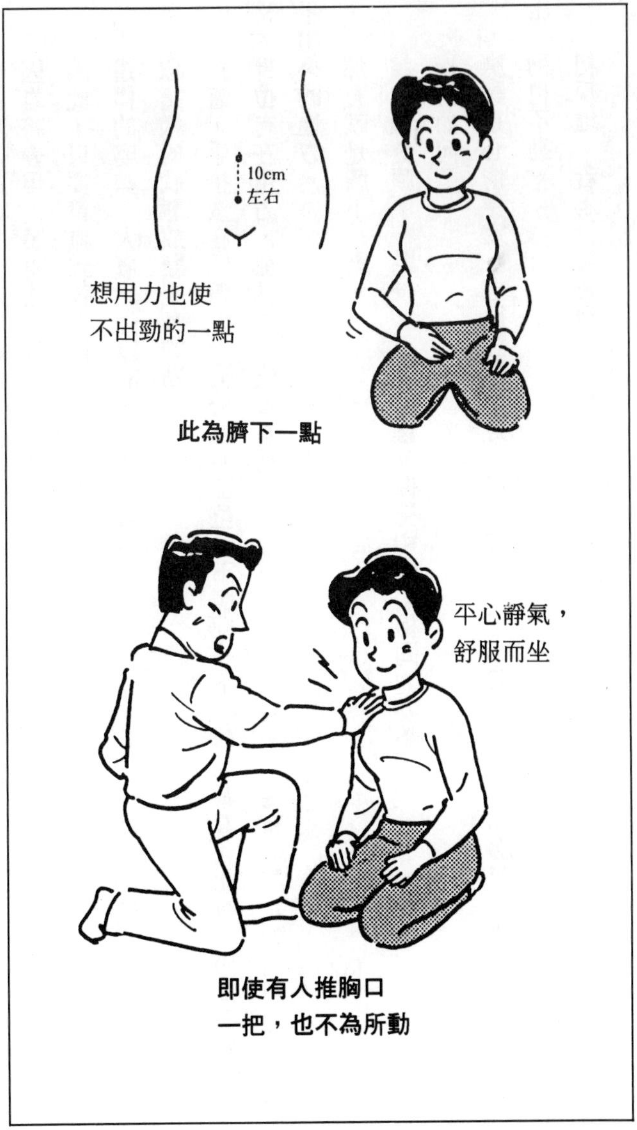
10cm
左右
想用力也使
不出勁的一點
此為臍下一點
平心靜氣，
舒服而坐
即使有人推胸口
一把，也不為所動

建議你現在不妨試試看靜坐。但也不要像「立正」般伸直脊椎骨。因為將表現人體彎曲形狀的脊椎骨伸直，是不自然的。

因此，只要意識到脊椎骨自然的彎曲，採取舒服的姿勢即可。這樣的姿勢，大概比你以前跪坐時略微前傾。

以這樣的狀態放鬆全身的勁力。

接著，手指按在肚臍下十公分左右部位，下腹部一下子使勁看看。此時，如果覺得手指按的部位有在用力，那就表示位置偏高。稍微再往下移一移，一定有一點是如何用力也感覺不出來的地方。

那裏就是臍下一點。

當你領會臍下一點後，全身放鬆，保持和剛才相同的姿勢。

覺得如何?

應該是心情穩定，坐得舒服才對。在這種狀態下，即使有人推你胸前一把，也應穩如泰山，動也不動。

相反地，若是全身使勁用力的狀態下，別人輕輕一推，就輕易地倒栽蔥了。

實際做做看，就能了解。

個中差異，不一樣就是不一樣。

接著，該如何穩住心呢？首先，應領會「人心本是平靜的」。

既然心原本就是平靜的，要穩住也就輕而易舉。

先將心波穩住二分之一，再穩住二分之一，然後再穩住二分之一，如此下去，心要多穩就有多穩。

或者想像成無窮大天地的圓周也可以。

先把無窮大的圓周一分為二，再分為二，如此不停地一分為二下去。

你不妨認定將無窮大的天地變成無限小的原因，在於匯集於臍下一點。

如果水面起漣漪時，映在水面的月亮會變得支離破碎，無法映出完整的月影。

人心也是相同的。

人心平穩時，正是能發揮對事物一覽無遺的最佳狀態。

鬆懈力氣就可一統身心狀態

「氣」的一統身心有如下四大原則：

①統一心思於臍下一點

②完全放鬆身體的力氣

③將全身各部位的重心改放於其部位最下面

④釋出氣

其實這四大原則間均有關連，只要做到其中一項，其餘三項自然而然就可做到。只要做到其中一項，即代表身心兩面的統一。當身心兩面統一時，就可達到放鬆全身的狀態。

一提到鬆懈，會令人聯想到缺乏緊張的態度。但事實上並非如此。

原來，人在放鬆的狀態中，最能夠強勁地釋放出能力。

鬆懈的要點，在於放鬆全身的力氣，但這和「無力狀態」是不同的。

因為鬆懈狀態是最強，而無力狀態是最弱。

其中差異，希望你能夠清楚地了解。

我甚至認為，一個人在聚會時的演說、工作上的重要協商、或孩子行為不當等緊要關頭時，是否能鬆懈，對於人生具有決定性的影響。

能隨時隨地鬆懈的方法

鬆懈，有若干方法，在此介紹最簡單易做的方法。

首先，雙手下垂站立。

將心神鎮於臍下一點，雙手指尖儘可能地快速擺動。最好是連腳指尖都能振動到的小幅度揮動。

完畢之後，保持原姿勢站立。

就是如此簡單。

這才是鬆懈的狀態。

如果手指用力，揮也揮不快。

只有力氣鬆懈，才能揮得快。

此外，腦中要保持臍下一點的意識。

若能留意這兩點，就能隨時隨地鬆懈。

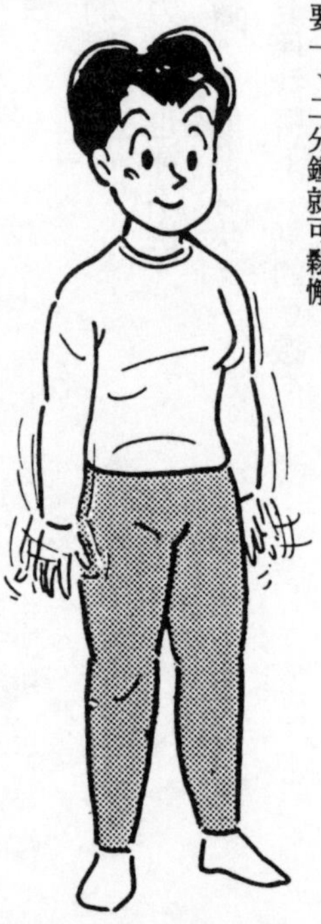
放鬆力氣快速擺動，
腦中要有臍下一點的意識
只要一、二分鐘就可鬆懈
簡單的鬆懈法

遇到在大庭廣衆前講話，與重要人物會面，或重要會議之前等，都可用此方法鬆懈自己，面對一切。

這實在是劃時代的方法，只要揮動一、兩分鐘而已，就可達到鬆懈。鬆懈後的你，應該更容易表現出自己的最佳狀態。

從前，職業棒球的打擊者在就打擊位之前，都會雙手下垂，拼命揮動指尖。外子在看電視時，都會佩服地說：「這個人很懂得鬆懈術，是個強棒。不知道是向誰學的。」

實際上，這位打擊者經常擊出安打。

但是不知何時開始不再揮動指尖，從此這位選手就變得默默無聞。

他可能只是一時地揮動指尖而擊出安打，並未了解其真正涵意。

外子替他感到可惜，常說：「若能維持長久，一定會是強打一個。」

不論古今中外，統一身心被視為至難的技術。但若學會此方法，即能輕鬆地統一身心。

這是外子經嘗試錯誤後，終於發現的劃時代的方法。

在『氣的話』（氣的研究會出版部發刊）中，詳細記錄了外子不斷累積修行，領悟出此統一法的過程，一個男子因此以其一生為賭注。

時而瀑布灌頂、時而經逢戰火，終於成為燦爛奪目、珠寶般的寶物。

此方法不只在日本，國外亦廣受多方支持。

我確信，只要各位付諸實踐，即能了解其令人讚嘆之處。

誰都會的——「氣」釋出法

現在實際釋出氣看看。

雖說釋氣是肉眼看不見的，但我們可以做一個小實驗來確認是否釋出氣。

首先必須找一位協助者。

誰都行，不過，沒有力氣的小孩較不適合。

將你的右手用力伸直至不能被彎曲。對方將你的手臂以雙手扶著、向肩膀彎曲。

若有用力，則手臂很容易被彎曲。

這和方才所提「怒目相視就出不了力」是相同的原理。

現在將手臂伸直、放鬆力氣。

接著，把氣「想像」成水從橡皮管迸出般的從指尖釋出。

此時感覺如何？

妳的手臂，即使是強而有力的先生，也無法彎曲才對。

這就是「氣的釋出」。

雖只是想像、思索而已，氣卻照釋不誤。

我看得見氣。

不過與其說「肉眼看見」，倒不如說「感受」來得恰當。

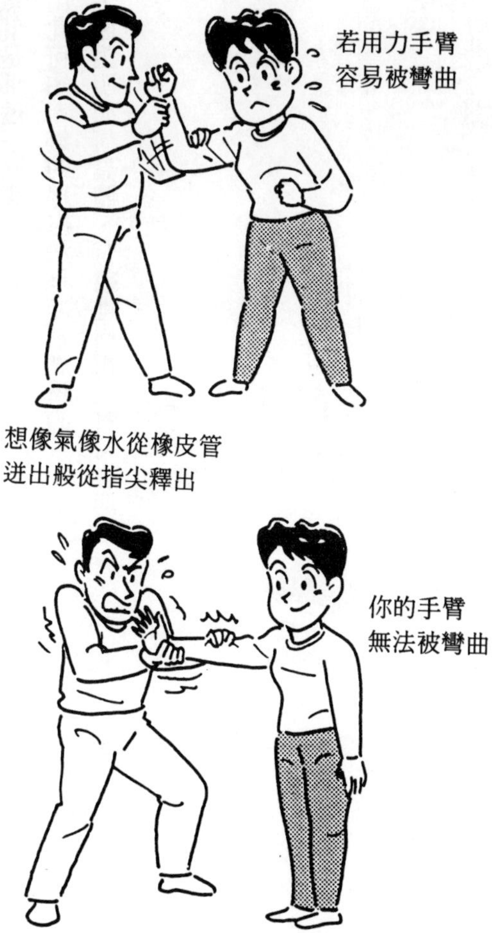
若用力手臂
容易被彎曲
想像氣像水從橡皮管
迸出般從指尖釋出
你的手臂
無法被彎曲

誰都會的──「氣」釋出法

只是心裡想著「氣從手臂出來」而已，在那瞬間即可知道氣的釋出。

氣就是那麼一回事。

由此可知，氣的釋出法是非常簡單的。

下面說明如何具體、有效地應用在日常生活上。

第一章

以「氣」快速地獲得健康

▼「呼吸法」和「正面思考」是你的生力軍

五十歲決定女性的幸福指數

我主張「女性幸福與否，五十歲一過就塵埃落定」。

女性在年輕時體力充沛、年輕貌美，衆男性皆拜倒在其石榴裙下。

然而一過五十歲，等於邁入開往衰老的起站一般。是一個任誰都會回顧人生、思考以後該如何過的時期。

同時也出現更年期障礙及閉經。

女子閉經時，賀爾蒙會一時失去平衡，容易造成心理憂鬱、暗淡。如何撐過這個時期，是重大的關鍵。

事實上，我也是個快五十歲的人，渡過苦不堪言的時期。

首先是更年期障礙的疼痛。

為肩膀酸痛、頭痛而傷腦筋。

尤而甚者，剛好遇上老么的反抗期，呈現出完全的鬱症狀態。

開始煩惱自己到目前為止為何修行?我的人生目的為何?心裡低潮不斷。失去工作的幹勁，甚至討厭和人說話。

如今回想起來，覺得真是小題大作。人一旦陷入負面思考的僵局中，就會漸漸朝暗淡的方向邁進。

在那之前的我，勉強算得上以正面思考方式生活。為自己的方便做標語，一廂情願地說「今天不做了，明天做得來」，盡量不去想討厭的事，凡事都只看好的一面。

無論在自己生病或外子重病時，都是以正面思考方式支撐過來。自以為完全領會，化負面思考為正面思考的特殊技術（know how）。想不到更年期障礙的來臨，竟是如此的情況。

虧我還告訴別人正面思考的重要性。我對自己說「這樣不行」，並開始嘗試從負面思考中掙脫出來。

負面思考不利於人生

然而，轉換成正面思考談何容易，非一朝一夕可成而為之。除非平日累積應有的訓練，否則突然叫你做也做不來。

原因是，一個人凡事都以負面方式思考、會比較輕鬆所致。

例如，你一心一意想讓孩子進入私立名校，入學考試是否能及格卻是個難關。

遇到這種情況若心裡改想「反正家裡的孩子說有多笨就有多笨，根本考不上」，萬一真的落榜，心理也就比較輕鬆。

其他諸如「反正我交不到朋友」、「反正我先生熬不出頭」、「反正是廉價勞工，出國旅遊是個夢」等，什麼事都只朝負面方向看。

這像是一種習慣。

可是無論怎麼想也無法快樂。

這在先前提過，是氣未釋出的狀態。也許當時輕鬆，但以長遠的眼光來看，將不利於人生。

反而因為一直想「不行、不行」，結果也就真的變成什麼都不行。

如果放置不管，人總是容易傾向於負面。

像「反正我不行」這樣的負面想法，只是當時輕鬆，但逃得了一時，逃不了一世。

因此，日常的訓練非常重要。

平日就要努力擺脫負面思考，改為正面思考，否則一旦事到臨頭，就無法如意。

這就是「精神帶動身體」。

關於這一點，稍後再詳述。不過，無論如何要銘記在心的是，負面的生活方式除了自身之外，對周遭的人亦一點好處都沒有。

只要平常留心注意拋棄負面、改以正面思考，久而久之，將自然地學會正面思考方式，面對人生的重要事件。

每天都可以簡單做到的正面思考轉換法

回顧我當初擺脫負面思考時，首先做了二件事：一為「呼吸法」，另一個為「正面的映象法」。

先談呼吸法，這是氣的健康法的關鍵。

後面所述呼吸法有正式法及簡便法兩種，我選擇的是簡便法，在每晚睡前進入被窩中才開始做。

不同於外子一進入被窩即一覺到天亮，我較不易入睡。因此利用這段空檔實施呼吸法。

在這同時，也開始映象法。

進入鬱症狀態時特別容易如此。但一般人在入睡前總會東想西想，擔心這擔心那。

像我就容易在心裡嘮叨著「今天罵那個年輕人會不會罵過頭了」等。

但以如此負面狀態入睡，是非常不理想的。

因為在熟睡時，潛在意識會不斷地裝滿負面因素。

所以入睡前，精神保持正面狀態是非常重要的。

例如：「也許是罵過頭了，但我也是為他好才這樣說。就算是說太重了些，現在懊惱也來不及。明天道個歉、彌補一下就行了。」等的想法轉換。

這就是自力救濟。

千萬不要光是自我責備或自我否定就去睡了。

聽起來有點像方便主義，其實重點是反省該反省的事，之後就不要再煩惱、平心靜氣地入睡。

為此而做的呼吸法有很大的效果。

只要實施呼吸法，氣就能自然地釋出，保持心情穩定。

在此奉勸各位讀者務必一試。

能從體內建立健康的「氣的呼吸法」

聽說最近的年輕人呼吸變淺。用神費心於人際關係與工作，使得身體硬直、毛細血管萎縮、血液循環惡化。

我們藉由所吃的食物在體內燃燒生成能源，而燃燒時所需要的氧氣是靠呼吸所引進。

氧氣藉由血液送到全身每一個角落以便燃燒養分。而燃燒當時所產生的殘渣（二氧化碳等）也利用血液送回肺，連同呼吸排出。

血液循環惡化時，氧氣無法遍布全身，二氧化碳等殘渣也就無法完全排出。

如同瓦斯爐，如果維護（maintenance維持、管理之意）不佳，會引起不完全燃燒，發生都是煙霧（smoke）的狀況。然而，清除乾淨、維護良好的瓦斯爐，氧氣分布平均，因此能完全燃燒，不產生煙霧。

人的呼吸也是相同的道理。呼吸是健康中基本的基本。

所謂氣的呼吸法乃指氧氣充分攝入體內，將二氧化碳等燃燒的殘渣排出體外。也就是透過改善血液循環、使新陳代謝活潑化，從體內建立健康的作法。

四十五秒可做的呼吸法

使氧氣遍布全身、連毛細血管都全開的要訣，在於深呼吸。因此最好由鼻子吸入，嘴巴呼出。

首先，已前述之端正的姿勢（二十二頁）靜坐。

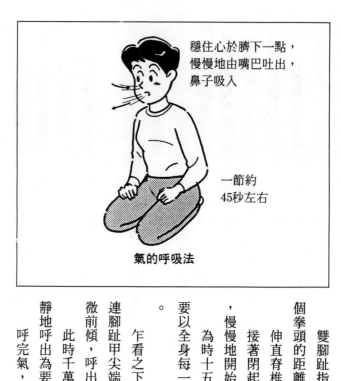

氣的呼吸法

雙腳趾指要重疊在一起，兩膝蓋間留下兩個拳頭的距離。雙手輕放於膝蓋上。

伸直脊椎，穩住心於臍下一點。

接著閉起眼，輕開嘴，小聲地「哈」一聲，慢慢地開始呼氣。

為時十五秒到二十秒間的持續呼出。這時要以全身每一個角落的氣一吐為快的心情去做。

乍看之下以為呼完氣，但仍鍥而不捨，以連腳趾甲尖端的氣一概吐完的心情，上半身微微前傾，呼出最後的氣。

此時千萬不可用力地「哈！」始終自然寧靜地呼出為要。

呼完氣，維持上半身微微前傾的狀態，改

以鼻子「咻」慢慢地吸氣。想像氧氣從腳趾甲尖端開始，接著是腳、腰、肚子、胸，由下半身依序佈滿，緩慢但充分地吸氣。

到此為止大約十五秒左右。

當你認為已充滿氧氣時，抬起上半身和頭，吸入氧氣到頭為止。全部完成約二十秒就夠了。

吸完氣之後，保持原姿勢等待二秒鐘。氧氣在這二秒鐘內會送往全身各處。接著再開始呼氣，如此反覆練習。

據說，血液從心臟出發、循環身體一周之後再回到心臟的時間，約二十二秒鐘。一節的氣的呼吸法大致約四十五秒鐘左右。也就是將全身匯聚到心臟的二氧化碳全部呼出，接著以新的氧氣佈滿全身所需要的時間。

然而，這是理想的呼吸法。一開始就這樣長地呼吸是相當困難的。因此，剛開始只要刻意長一點吸氣、慢一點呼出就行了。

最初時，不會呼吸困難的程度達三十秒就已經夠了。習慣之後，就能輕鬆地維持四十五秒的呼吸。

另外，心臟不好的人，不要突然做過長的深呼吸，以免增加心臟的負擔。

遇到這種情形，只要比平時的吸氣時間長一點，等個二、三秒，再慢慢地吐出。等身體習慣、鬆懈之後，就可以自然不勉強的深呼吸了。

不管如何，一定要遵守以下三點原則：**①穩住心於臍下一點**。**②用嘴巴呼氣，鼻子吸氣**。**③呼吸要緩慢，不可用力**。

此呼吸法務必一日實施三十分鐘，可以分三次、每次十分鐘來做，不須一下子在三十分鐘之內做完。

到處可做的「氣的呼吸法」

本來正式的呼吸法要靜坐而為，但在忙碌的日常生活中，靜坐三十分鐘之久，可能有困難。

此時也可以邊走邊做呼吸法，或邊睡邊做呼吸法。我平常也是這麼做。

邊走邊做呼吸法時，上半身可以不用彎曲。只要穩住心於臍下一點，保持穩定的步伐，能呼出多少氣就呼出多少氣。吸氣之前先走四～五步，再開始吸氣。如此就能輕鬆呼吸三十秒左右。

邊睡邊做呼吸法也是一樣的，上半身和頭保持不動，能呼出多少氣就呼出多少氣，等待二、三秒之後，再開始慢慢地吸氣。

坐在椅子上呼吸時，基本上和靜坐的方法相同。若坐得太深，脊椎骨彎曲的話，就無法呼氣。我家裡有個默契，會邊看電視或錄影帶邊做呼吸法。

這樣的呼吸法隨時隨地做得來，所以，利用一點空檔時間，勤快地做做看。若是家庭主婦的話，可以邊曬衣服邊做呼吸法。或者送孩子去幼稚園的時候，也可以做呼吸法。

應考用功中的小孩，也務必教他們這種呼吸法。

有人常在用功當中，說是轉換心情而去散步或做體操。我認為寧可坐在那裡實施呼吸法，會讓腦筋更清楚。

把新鮮的氧氣送入腦中，腦筋當然會清楚。此外，身體也能充分地休息。

外子陪我上街購物時，常在一旁等我，這邊看看、那邊逛逛。

要是換了別人，可能會罵一聲「快一點！」可是外子一點也不生氣。因為他在等我的時候實施呼吸法。在無聊的時間實施呼吸法，可以使其有意義地渡過。

氣的呼吸法威力很大，甚至可以稱它為「長生不老的妙藥」。

經常實施呼吸法，可使身體中不斷瀰漫新鮮之氣，使新陳代謝活潑化。

眼見來研究會的女性會員個個如此，開始實施呼吸法之後，變得越來越年輕。皮膚新陳代謝更加旺盛，因此，光滑豔麗沒有小皺紋。

因此，特別希望女性能實施此健康法。

此呼吸法可消除失眠症

如前所述，我是很難入睡的人，進入被窩後，總是輾轉難眠。

特別在鬱症狀態時，更是糟糕。在今天所發生的事情中，凡是令我介意、或者自己的不當行為等，接連浮現腦中，在精神上就無法穩定了。

看樣子會患失眠症的人，屬於容易胡思亂想、神經質的人較多。

要這些人不胡思亂想，實在何其難。這時要先拋棄「非睡不可」的心情。一直說著「睡不著、睡不著」，視線不停地瞄向時鐘，心裡焦急地想著：「啊！只能睡三小時而已！」這樣是不行的。

何不改想成「哇！還可以睡上三小時呢！」

接著，強烈地暗示自己說：「睡眠時間雖短，但明早起床時一定精神百倍。」

這對於工作忙碌，睡眠時間短暫的人來說，非常有效。

此時同時實施呼吸法。所謂呼吸法在心裡焦急難安、精神不穩定時，連完整地呼氣、吸氣都做不到。

那是因呼吸法的前提—一統身心—沒有做好所致。你要將心攝於臍下一點，努力做做看。

做著做著，不久之後你就能一統身心，完全實施呼吸法。

等呼吸法完成時，血液就會遍布全身。

此時，全身都將布滿一股熱氣才對。

若心裡也想著「手腳漸漸溫暖起來了」，會更有效果。

只要手腳溫暖，就容易入眠。有懼冷症的人，也一定要試試這個方法。

入睡前訴諸於潛意識的正面思考

剛才一直講的「構想轉換」或者「要有正面映象」等，不是簡單地就能做到。

所謂思考的方式是一種習慣。只要運用「暗示的力量」，就能輕而易舉地加以改變。

將我們日常的意識稱做現在（顯在）意識；無意識時的意識稱做潛在意識。這個潛在意識，是由過去的經驗及知識綜合起來的。

例如，看到話梅就會覺得「好酸！」甚至口水都流出來。這就是潛在意識的傑作。

現在意識是由潛在意識所集中製成，從整個「意識」看來，可能只是冰山一角而已。

對於任何事物，不管你的看法有多開朗，假如說到潛意識中長年累積的負面影響，想靠現在意識去控制它，根本不可能。

因此，人的個性與想法如果「真要改」，就有輸入於潛在意識裡的必要。

假使你心想「不錯，我容易悲觀地看事物，想要改正它」，但若只是想想而已，也是枉然。必須訴諸於潛在意識，才能加以改變。

如何才能改變潛在意識呢？利用夜晚邊做邊睡最好。

人的現在意識在起身活動時發揮功能，潛在意識則隱藏在內。

熟睡時則相反，現在意識消失了，改由潛在意識發揮功能。

前面所說「睡前呈現正面狀態入睡是很重要的」正是此意。

所以，務必要利用晚上睡覺之前照照鏡子。凡是女性，在睡前都會坐在梳妝台前梳梳頭、保養肌膚。利用這段時間就可以了。

注視鏡中的自己三十～六十秒。

接著，向鏡中的自己強烈地「命令」道：「你要釋出氣來」、「你經常要有正面映象」。

如此一來，鏡中的「自己」也會向你發出命令。

此時不可使用否定的句子。因為若說成「我不要有負面的想法」，等於反過來做負面的暗示。因此一定要使用正面的句子。如不說「不成為暗淡的人」，改說「成為開朗的人」。

另外，給自己的暗示，以一句為限。因為一次暗示太多，效果就不佳。

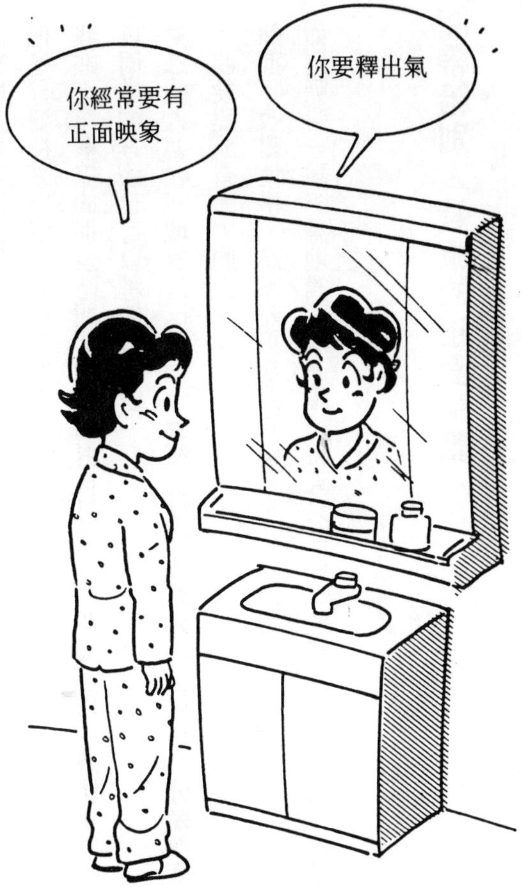

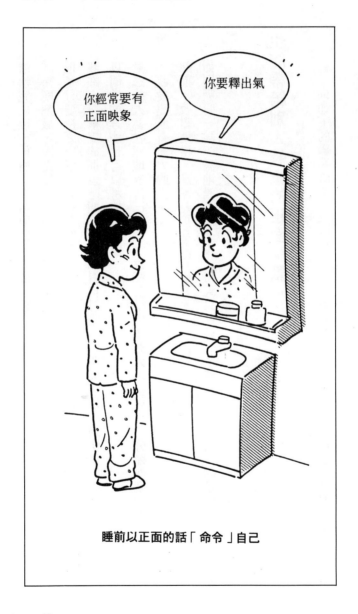

睡前以正面的話「命令」自己

暗示完之後，什麼事都不要做，趕快入睡。
請每晚都做，因為矯正一個壞習慣，可能要花上半年左右。
但是只要持之以恆，一定有效果。
我在克服鬱症的那段時間，每晚都對自己說：「明天可以渡過快樂的一天！」
以同樣的方法也可以將性格改變。
易怒的人要強烈地對自己說：「我要變得個性寛大」；只有三分鐘熱度的人，要對自己說：「我要變成有耐力的人。」
然而，改變性格，是需要相當大的耐力。
如同吸管一點一滴地滴下水一般，每天只要做一些些就夠了，重要的是能持之以恆地做下去。

也能帶給別人健康的正面詞彙

有一則如下的獅子牌某產品廣告：「早安到晚安、你的一天全在我的掌握之中。」

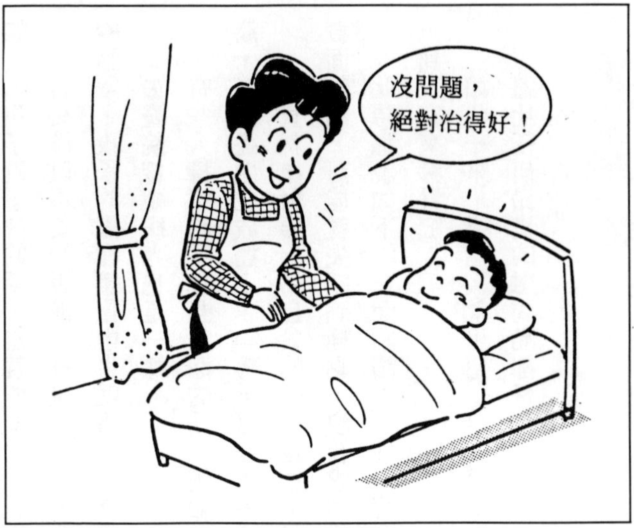

我和外子都認為這是一則非常厲害的廣告，強烈地打動了潛在意識。

不管怎麼說，從早到晚整個生活都被「獅子」所掌握的話，也是讓人受不了的。

由此可見，利用語言可以影響到別人的潛在意識。

因此，不僅是對自己，對別人也盡量不要灌輸負面的意識。

所謂對別人灌輸負面意識，是指連自己都呈現未釋出氣的負面狀態。

例如，孩子發燒生病時，我絕不會驚慌失措地問他：「你覺得怎麼樣？不舒服嗎？好像很嚴重的樣子！」

我會面帶微笑地說：「沒事的，一定會好

的！」孩子聽了我的話，也就能安心地睡覺了。

若父母以不安的表情一直說著：「真糟糕！不知道是哪裡出問題了！是胃吧！」等負面的話語，孩子的潛在意識中也就烙印了這種意識，進而真的病了。

去醫院探視病人也是一樣。

有些人探病時淨說些負面的話，例如「你得了胃潰瘍？這可不得了！我叔父也得了胃潰瘍，後來還惡化成癌……」等，實在太不像話了。

簡直就像對要上吊自殺的人，還在下頭扯他的腳一般。本來就很沮喪的病人，聽了如此負面的話，可能就失望到極點，沒有求生的意志了。

此時應說如下的正面話語：「你一定會沒事！我們家的客廳重新裝璜過，你快點好起來，到我家來看看吧！」

如此一來，這個人就可望一日一日地恢復健康了。

這比任何昂貴的慰問品都好。

O圈（O ring）測驗也是氣的作用

最近，○圈成為熱門的話題。

內容是以左手食指和拇指圍成○形，將藥放在右手手掌之中，若是好藥（有效的藥），則無論多麼用力，也無法打開左手食指和拇指所圍成的○形。相反地，若是不好的藥，則○形將輕易地被打開。聽說連醫生都將此方法引入治療中。

依我看，這不外乎是一種氣的作用。

只要深信「有效」就能釋出氣。氣釋出之後，手指就無法被打開。這和無法彎折的手臂是相同的道理。

因此，即使是不好的藥，當被告知「有效」時，受到此暗示，手指也就打不開了。

這一點都不是什麼超能力。

如果醫生開了好藥，並為了提高藥的信賴度而說：「你看，手指打不開，顯然這藥有效！」如此的話，是無所謂。但不應該由外行人靠著手指是否能打開，來判斷藥的好壞。

由此可知，暗示的力量可以如此強烈地影響一個人。

所謂「精神帶動身體」，就是這麼一回事。

我們的身體，可說是唯精神之命是從。

第二章

復活身體生命力的「氣壓療法」

▼一舉公開效果驚人的治療各病症之氣壓療法

不必用力、簡單可做的「氣壓療法」

到目前為止，已說過氣的健康法之關鍵──「呼吸法」及「正面映象」。接著要談的是也被稱爲「第三大柱」的「氣壓療法」。

所謂氣壓療法，簡而言之是指氣從指尖釋出，使身體壞的部位其生命力復活起來。我們的身體原本就是健康的，所以，健康的狀態才是正常，是極其自然之事。我們的氣壓療法，與其說是治病，倒不如說是把身體恢復成健康的狀況來得恰當。

這並不是靠「氣」直接地治病，而是靠「氣」使人與生俱備的自然治療力活性化，利用這種力量來治病。做法是將手指直接按在身體不好的部位，把氣送進去。

氣功中的「推拿」療法，和我們的氣壓療法完全不同。氣從臍下一點四面八方迸出來，和水管的要領相同，從指尖迸出。若和一般的推拿一樣，把手和手臂成垂直的狀態，等於是刻意止氣、不讓氣釋出。另外，比直接刺激患部更有效地刻意隔一段距離送氣的話，未免太可惜了。

這點不同於中醫學中「若刺激腳的某某穴道，可健胃整腸」等的療法。

我們的氣壓療法，是直接碰觸痛的部位及不好的地方。

另外，氣壓常和指壓混淆不清。和指壓決定性的不同點在於氣壓是「不揉」。揉的話，會使該肌肉組織受破壞，變得更硬。因此，我們是絕對不揉的。

常聽說：「一旦被按摩過，從此會上癮，戒都戒不掉。」

相同的，一旦揉了它，當時會覺得酸痛沒了，但是到了隔天，會比以前更難過。這稱為「迴鍼」。

因為會產生「迴鍼」，所以下次必須更使勁地揉它，否則便無效。這就是惡性循環。

在這社會中，有被稱做「按摩師剋星」的人。其肩膀堅硬如石。

聽說當這種客人要求「再使勁一點！」時，按摩師使出吃奶之力氣，拼命用力按，最後竟不支倒地。可見這樣的力使不得。

氣壓療法是不需要用力的，因此不會有迴鍼的後遺症，能使身體異常地輕鬆快活。

還有一點和指壓不同的是，氣壓療法不按「穴道」。

在中醫學裡，穴道是指經絡的氣血（能源energy）通道中停滯不前的部位。在這停滯的部位，透過刺激使它活性化，就是指壓。

據說穴道細分下來有二千至三千個之多，不是外人可以記得清楚的。可是，氣壓療法以現代醫學的「神經」為要點。氣壓療法就是沿著神經線送氣。刺激到神經聚集的地方，就會有絕大的效果。

外子考量到能讓任何人都可以淸楚記得，甚至連外國人都覺得簡單易懂，因此，如後述般的，將神經線依照頭部、背部、腹部等部位，給予A、B、C……等的符號。（左右對稱成為A′、B′、C′……）不妨將神經線比喻成高速公路，穴道就成為交流道。

從東京到名古屋時，若沿東名高速公路開車，會自然地經過好幾個交流道。可見神經線治療，是一種任何人都能找到「要害」，且發現故障部位的理論。因此，我認為外子留給後世一項了不起的成就，並且對他充滿感激及慰勞之心。

以手指溫柔地揉開身體僵硬的部位

一個實施氣壓療法的人，首先應將身心兩面統一，且有充沛的氣才行。當然，也必須懂得氣的釋出方。

首先，依照四大原則，穩住心於臍下一點，放鬆兩手臂。

使右手拇指突出（豎起拳頭、其餘四指輕輕握住）。

不是成直線般地突出，而是稍微內彎的狀態。

此時放鬆力氣，想像將氣從臍下一點通過手臂之後迸出。你必須相信它。

不可以有「這真的有效嗎？」這樣的疑問。

因為在懷疑不安的瞬間，氣就停滯不前了。

但此時也不要想「不可以懷疑」，應將意識集中於指尖。

指尖是圓的。心裡想著，將這個圓圈分成二分之一，再二分之一，如此二分之一又二分之一下去，變成無窮限的小。如此就能釋出很強的氣。

在這種狀態下，旁人無論用多大的力氣，也無法將你的手指彎曲。

使用哪一隻手指都一樣，氣壓療法在任何一隻手指上都能施行。

一提到「集中全部的意識於指尖、並釋出氣」，會讓人容易用力，但是，絕對不可以用力。因為一旦用了力就不叫做氣壓，而叫指壓。

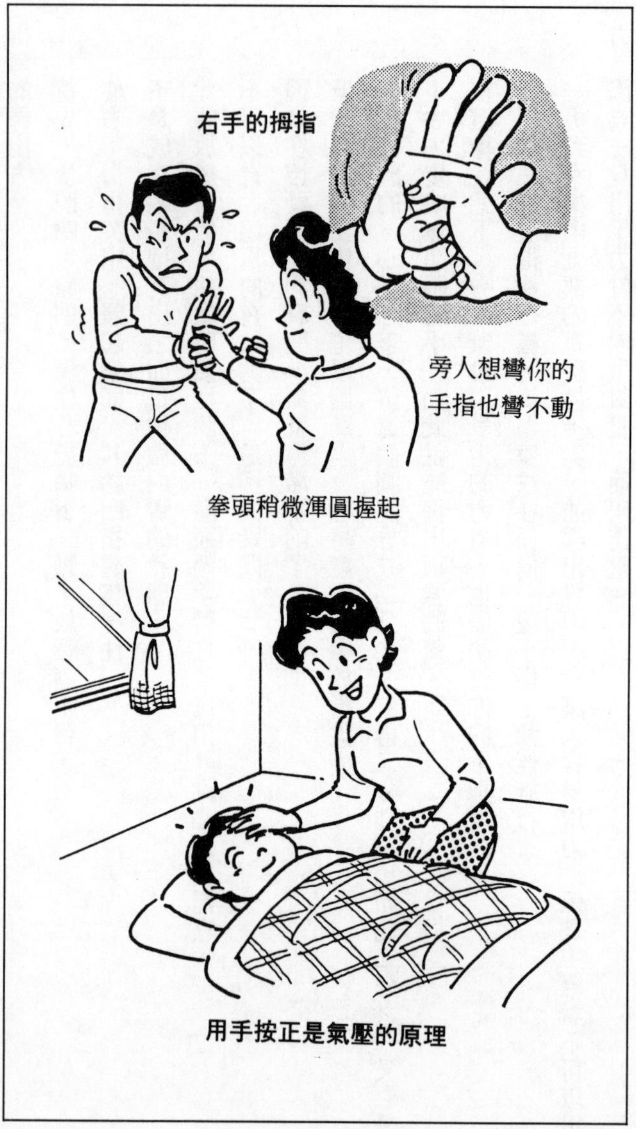
右手的拇指
旁人想彎你的
手指也彎不動
拳頭稍微渾圓握起
用手按正是氣壓的原理

此外，身體不好的部位必定會僵硬，因此能輕易地找出不好的部位。
氣壓的目的，就在於揉軟類似的僵硬部位。
人一旦肚子痛，就會無意識的將手按在肚子上。若是頭痛，就會自然地將手按著額頭。
這就是氣壓的原理。
當你說「啊，肚子痛！」時，手一定也會按下去，此時就一定有釋出氣。
遇到這種狀況，若有人拉你的手，一定無法輕易地拉開，這就是最好的證明。
當小孩發燒時，媽媽總會溫柔地用手按著孩子的額頭。
此時，孩子被按了一下，心裡就有病好多了的感覺。這就是氣壓。

極為有效！治療各病症之神奇氣壓療法

▼肩膀酸痛——嚴重的五十肩也能恢復

有肩痛的人先靜坐，施行氣壓療法的人則站在其後，如六十三頁圖般用拇指按住肩膀。

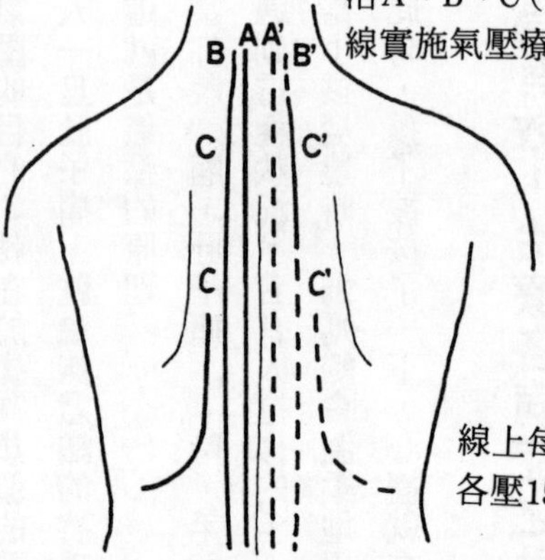

集中意識於指尖，並從指尖釋出一股強氣，滲入對方體內，此能促進血液循環，使僵硬的肩膀肌肉慢慢鬆開。

實施肩膀的氣壓療法時，沿上圖中所繪之線A、B、C、(A′、B′、C′)而做。線上每個部位各壓十五～二十秒左右。

不久之後，應能感覺出肩膀僵硬的部位漸漸軟化。

做一次氣壓療法大約需十五～二十分鐘左右。等到結束時，肩膀應該會變得輕鬆舒服才對。習慣之後，也可以對自己的肩膀實施此療法。

有一位六十七歲的男性會員，他的五十肩非常嚴重。

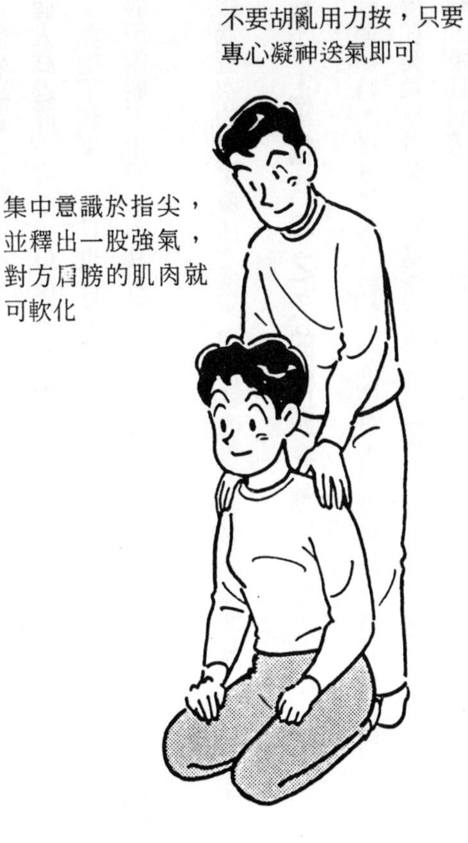
不要胡亂用力按，只要
專心凝神送氣即可
集中意識於指尖，
並釋出一股強氣，
對方肩膀的肌肉就
可軟化

肩膀酸痛的氣壓療法

自己在家接受針灸、注射等治療法。

但是後來聽說怎麼也好不了，終於從公司退休下來。

這個人試過許多方法，最後找到我們的研究會。在實施過一次的氣壓療法之後，原本不能動的手竟動了起來，而且也有了握力。

一般所謂的五十肩，與其說是傷到筋肉，倒不如說是因長年疲勞的累積，所引起的肌肉痛。

在做過五次的氣壓療法之後，很快就改善了許多，三個月之後也就痊癒了。

▼頭痛——煩惱八年之久的偏頭痛竟消失了

遇到頭痛時，從脖子的A線開始依序實施氣壓療法。這個自己都可以做得來。

記得在美國波特蘭的路易斯克拉克大學時，外子會見過其校長。

當時，校長問道：「你的氣壓療法真的有效嗎？」並帶了一位受偏頭痛之苦長達八年之久的女性一同前來。

這位女性自稱三十歲，但因為頭痛，在額頭上已有呈八字型的皺紋，所以顯得比實際的

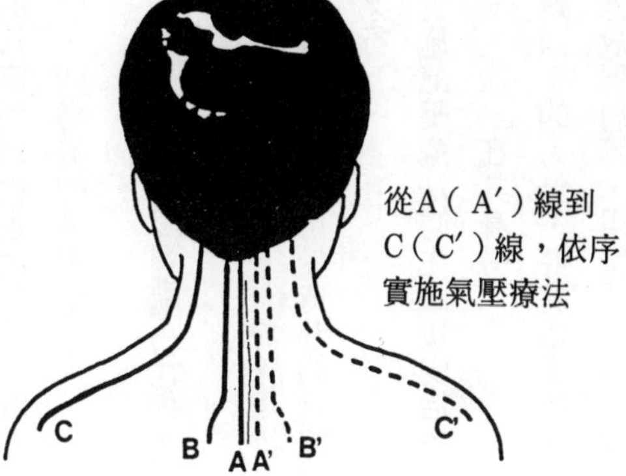
從A（A′）線到
C（C′）線，依序
實施氣壓療法
C
B
A
A'
B'
C'

脖子線

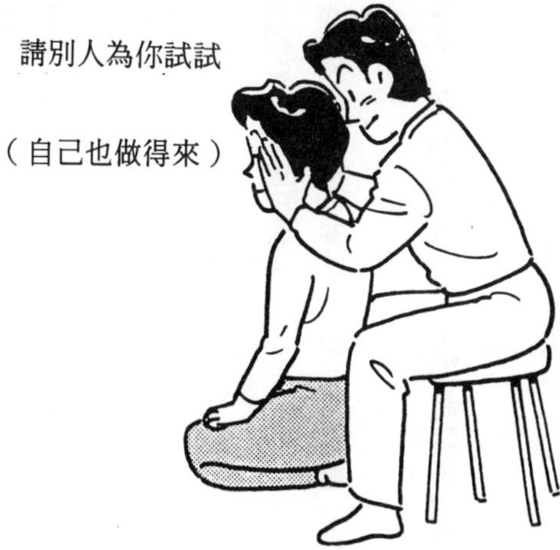
請別人為你試試
（自己也做得來）

頭痛的氣壓療法

年齡蒼老些二。

做了二十分鐘左右的氣壓療法之後，她說：「疼痛竟然減輕了，真是難以置信！」同時，額頭的八字型皺紋也消失了。看在眼裡的校長，大感驚訝，當場就請外子留在路易斯克拉克大學中，開辦氣的講習會。

▼胃痛——手按痛處並輸送氣

假如內臟某處不好時，在背部的B線（B′線）處，會硬直。遇到胃不好時，可於背部的B線處實施氣壓療法，就會舒服許多。不過這一定要請別人為你做才行。

在實施氣壓療法時先讓接受治療者伏身躺下，實施氣壓療法者，則將膝蓋朝向接受治療者的頭部，跪坐在其身旁。

放鬆兩手的力氣，並將兩手放在接受治療者的背部，接著用拇指輕按B線、B′線處。此時，應放鬆肩膀，用整個手臂下垂的感覺去做，會比較順手些二。

若是替自己做時，則將手直接按在痛的部位，並輸送氣。

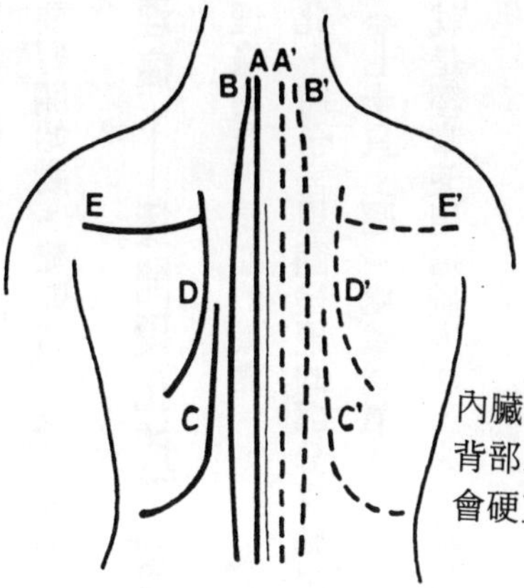

背部的B、B′線

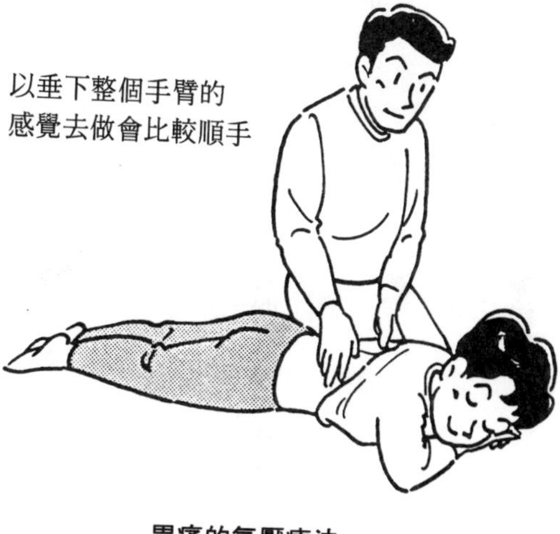

胃痛的氣壓療法

胃痛時，整個胃是僵硬的。若為胃痛患者實施氣壓療法時，先讓患者仰身躺下，接著，手按其胃部，輸送約十分鐘左右的氣。

只要胃開始動、變軟時，就能見效了。

▼生理痛——揉開硬化的子宮周圍

生理痛的原因是血的凝滯。

因此，將子宮周圍變硬的部分實施氣壓療法。接著，再將雙手按於腰部，從腰部的A線、A′線（七十頁上圖）處輸送氣。

我就是經常使用這個方法，來消除生理痛的。

▼便秘—頑固的便秘半年即治癒

便秘時，肚子應該是硬硬的。此時，應將手按於肚子硬處，並輸送氣。

一位自稱有慢性便秘毛病的三十四歲女性，來到我們的研究會。

這位女性每天都服用便秘藥，若沒吃的話，則一星期無法排便。

她是個藥罐子，同時也深為肩膀酸痛、生理不順、冷虛症所苦。氣色也不好，每天都愁眉苦臉的。後來，我教她氣壓療法及呼吸法，還有氣的體操，沒想到三個月之後，從不流汗的她，竟開始流起汗來。

終於在半年之後，頑固的便秘也不藥而癒。

不過，比什麼都讓我們高興的是，笑容又重回她的臉上。

便秘其實與飲食習慣有極大的關係，可以參考後述之「氣的料理」。

▼腰痛——端正坐姿

腰痛時，可於A、B、C、D線（A′、B′、C′、D′線）處實施氣壓療法。

特別是坐辦公桌的人，常為腰痛所苦。其實，只要有正確的坐姿，腰痛即能減輕十五％。支撐腰部的是腰椎骨，各位在坐時，是否常過於彎腰駝背呢？這樣是不行的。

或許在剛開始時，挺直腰椎骨有些辛苦，但姿勢是一種習慣，久了就能適應。坐時應如同七十二頁A圖般，挺起腰椎骨，並穩住心於臍下一點。

這是先前在二十二頁介紹過的靜坐，一種最舒服的姿勢。

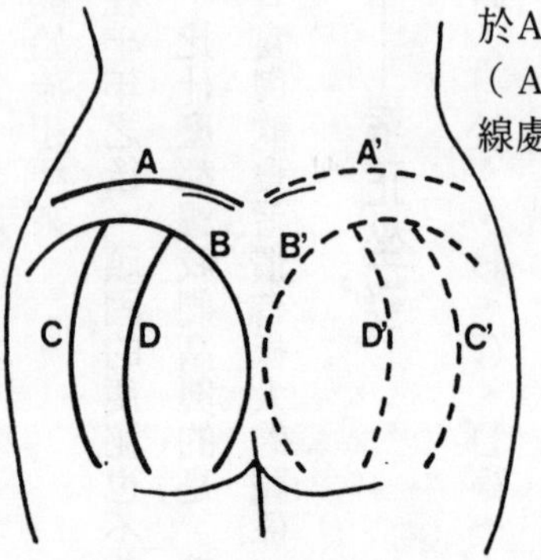

於A、B、C、D
（A′、B′、C′、D′）
線處實施氣壓療法

腰　線

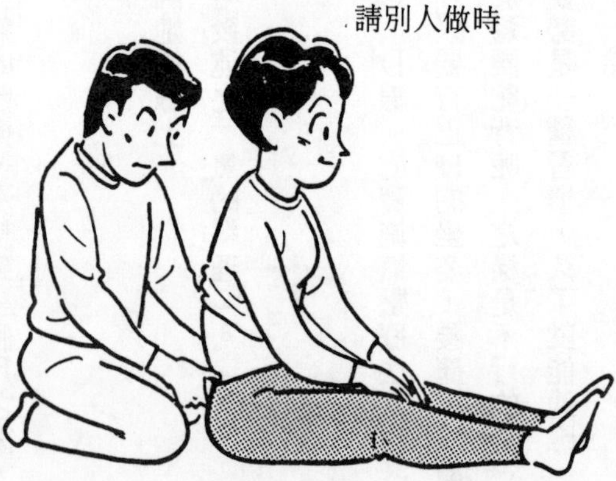

請別人做時

腰痛的氣壓療法

只要下意識來做，身體自然就能了解該如何配合。

若如七十二頁B圖般，彎曲腰椎骨、無力的坐姿，稱為「懶散體」。懶散體會使得肩膀及腰部疼痛。

在操作電腦或文書處理機時，若能採取A圖般端正的姿勢，必能使肩膀及腰部不再疼痛。同時，在工作的空檔，可做些手按腰部、轉動或向後仰的體操，也會有效果的。

有位五十歲的女性，因為腰痛而步行困難，來到研究會找我們。

她除了腰痛之外，還有嚴重的足部懼冷症，有時不小心踩到圖釘，也毫無痛的感覺。甚而，有時在腳的背面，會有強烈的劇痛。

在做了一次的氣壓療法之後，她對於腳和肚子變得舒服些感到非常滿意。

第二次治療後，已能感覺出自己腳部的異常冰冷。因為在這之前，從未感覺出自己的腳是冰冷的，所以，現在可說是稍微恢復了些感覺。

到了第三次時，原本只能打開六十度的雙腳，竟能開到一百二十度。

因為在鼠蹊部處實施氣壓療法時，可以把血液送至足部，使得全身溫暖，腰部與足部的疼痛也就消失了。

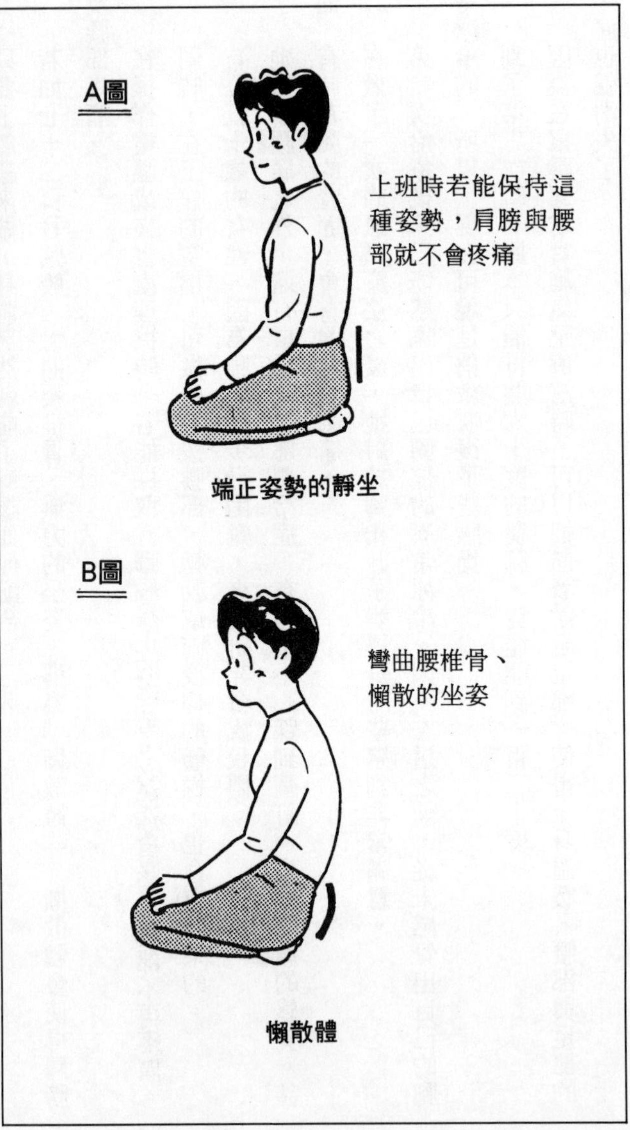
A圖
上班時若能保持這
種姿勢，肩膀與腰
部就不會疼痛
端正姿勢的靜坐
B圖
彎曲腰椎骨、
懶散的坐姿
懶散體

從此之後，她每天都做氣的呼吸法，因此顯得精神飽滿，非常有朝氣。

▼花粉症——有耐心地於鼻子的B、C線處實施氣壓療法

鼻子處有A、B、C線（A′、B′、C′線）。

患有鼻炎及花粉症的人，在鼻子的B、C線（B′、C′線）處實施氣壓療法的話，一定會好轉。

沿著頰骨下側邊緣的C線，則對於鼻塞的消除有顯著的效果。

只要用拇指由下往上按，鼻子立刻就會通。

父母常為了小嬰兒因鼻塞無法入睡，而大傷腦筋。只要用了此法，就一定有效。

在孩子躺下入睡前，以手指尖輕按C線。

如此一來，鼻子就能通暢，孩子也能感覺到舒服許多。

有些細心溫柔的媽媽，常會用嘴來吸通嬰兒的鼻塞。但若改用氣壓療法，會有更顯著的效果。

當然，在我的孩子感冒時，我也會用此氣壓療法。

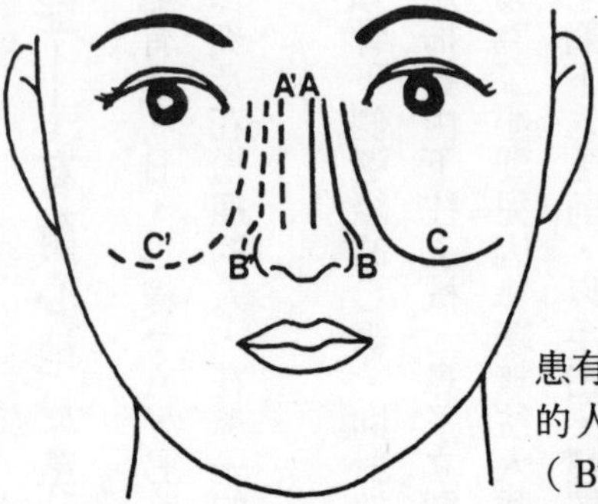

患有鼻炎及花粉症的人，可於B、C（B′、C′）線處實施氣壓療法

鼻　線

C（C′）線對於治療鼻塞很有效

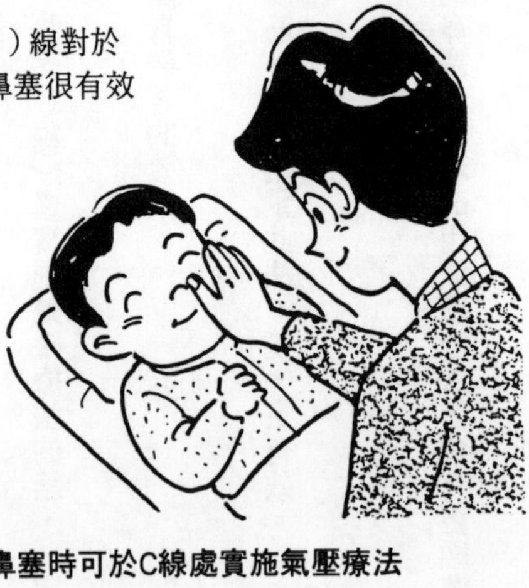

鼻塞時可於C線處實施氣壓療法

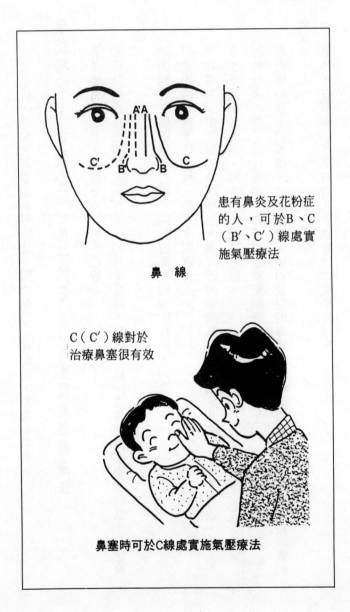

▼小兒氣喘病——消除脖子及肩膀的酸痛之後，再實施氣壓療法於各線

剛才提到了嬰兒，現在來說說關於小孩生病時的氣壓療法。

說起來小孩還真容易生病。若有了氣壓療法的知識，即使在半夜突然生病，也不必慌張。

先來談談對做父母的而言非常棘手的小兒氣喘病。

患有氣喘病的孩子，脖子與肩膀一定會酸痛。這是因為在激烈咳嗽時用力所致。

在消除脖子與肩膀的酸痛之後，沿著G、F（G′、F′）線處實施氣壓療法。最好也同時實施呼吸法。

外子在前往夏威夷教授指導時，一位患有氣喘病的夏威夷孩童，因此恢復健康，而受到大家熱烈的感謝。

氣喘病若以此方法治療，可達百分之百的治癒力。

不過，最重要的是能持之以恆。

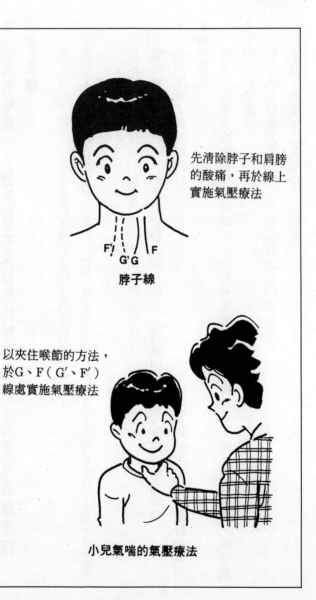

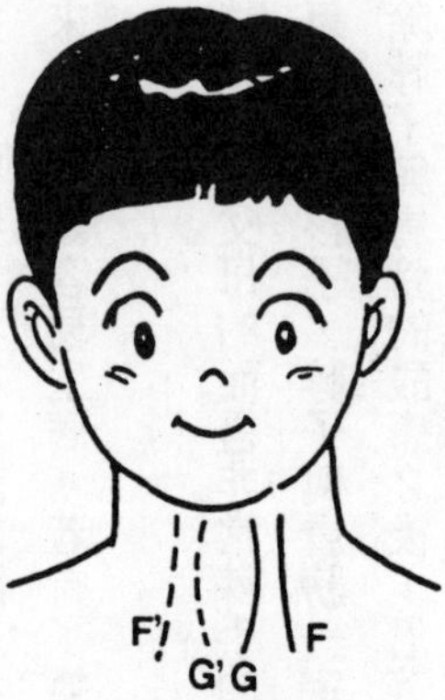

先清除脖子和肩膀的酸痛，再於線上實施氣壓療法

脖子線

以夾住喉節的方法，於G、F（G'、F'）線處實施氣壓療法

小兒氣喘的氣壓療法

▼特異（atopic）性皮膚炎—要靠改善飲食習慣及實施呼吸法

這是形成嚴重社會問題之一的疾病。

我認為特異性皮膚炎與飲食之間有極大的關係。現在的小孩，是否攝取了過多的脂肪與蛋白質？這是我由帶兩個小孩的經驗所得的感想。

只要同時進行後述之氣的料理法及呼吸法，應能明顯緩和特異性皮膚炎的症狀。

▼燙傷—用水冷敷患部再實施氣壓療法

小孩燙傷的治療，務必要治療到不留疤痕。

燙傷的疤痕，是絕對不能留下來的。

若說出名字的話，對他還真有些過意不去。慶應大學校長小泉信三氏，在戰爭中曾遭燃燒彈炸傷，臉上留有明顯的疤痕。聽他說是因為揉擦了燙傷的疤痕，才殘留迄今。

外子也曾應征出戰，率領八十人左右的中隊。遇到下士遭燃燒彈炸傷時，聽說是絕對不能揉傷口的。

我的建議是，燙傷發生時，要先冷敷，再於患部實施氣壓療法。當然，嚴重時一定要送醫院。

我家老大，在上小學五年級時，曾把手伸進滾燙的澡盆中。當時的水溫約一百度左右，連背部都遭嚴重燙傷。那時，我連忙將冰塊及水倒入桶中，再把他的整隻手放入水桶中，連續冰敷長達五小時左右。

不過，如此冰敷會使他全身發冷，所以我用熱水袋及毛巾替他暖身。

等到他手伸出桶外不再感覺痛時，我就將面速力達母藥膏塗在紗布上，再貼於燙傷處，之後用繃帶綁好，隔著繃帶實施氣壓治療法。

雖然到最後並未帶他去醫院，但現在也毫無疤痕，完美地治療好傷口。

▼割傷——五至十分鐘即能止血止痛

割傷時，在傷口處實施氣壓療法，可以即早止血止痛。

傷口出血時，若實施氣壓療法，可以癒合、收斂傷口。不過，受傷嚴重時仍應送醫治療。

▼感冒—在每個痛的地方實施十五秒鐘的氣壓療法

像流型性感冒等，其病菌在體內潛伏後，會有一段的發作期。等這段時間一過，身體就可以慢慢復原。此時最適合實施氣壓療法。

感冒時，胸口會疼痛。此時，可以替小孩在每一個痛的地方，實施十～十五秒的氣壓療法。

喉嚨痛時，則用手指由上往下於脖子的G（G′）線及F（F′）線處（參看七十六頁圖）實施氣壓療法。

對於痛到說不出話的狀況特別有效。馬上就可以發出聲音。

感冒時，一出汗病就好了。這是因為身體的毒素連同汗一起排出體外所致。

相對的，若流不出汗時，就很辛苦了。

此時，可以在胸部及背部疼痛處，實施氣壓療法。只要汗一流出就會好轉。

孩子一出汗時，我也都會說：「哇！感冒好啦！」而放下一顆心。

▼發燒——送氣到心窩就能退燒

小孩是常發燒的。

許多媽媽會慌張的帶小孩去看醫生，其實在四十度左右的高燒時，最好不要隨意動他。我的孩子也經常發燒，不過，我並不會急急忙忙地跑去醫院。我會在其胸口輸送氣，等到燒退至三十八度左右時，才帶去醫院。

最近的媽媽們都很相信西醫。這原本是件好事，不過我總覺得她們過於依賴吃藥和打針，而忘了「人類與生俱來的治癒力、生命力」。

人類原本是健康的，萬一失去健康的時候，會有自然的治癒力。

所以說，若過於依賴藥物或注射，會失去此自然的治癒力。

但這絕不是說不可以相信醫生。

我覺得問題出在於是否過度依賴。如果孩子在半夜突然發燒，若有氣壓的知識，就不必驚慌失措了。

而且，氣壓療法完全沒有副作用。

因此，我希望將來的媽媽們都能學會氣壓療法。

不看醫生也能治癒腎硬化

雖然外子和我現在是精力充沛地提倡「氣的健康法」，但在這之前，我們也生了許多病，有過失敗的經驗。

外子和我在小時候都曾罹患過大病，可說得上是體弱多病。像我，就曾在生死邊緣徘徊過，也得過癌症。

而我們所提倡的「氣的健康法」，正是透過這些寶貴的經驗所得來的。

一個人只要經常實施氣的健康法，就可以轉換成不易生病的體質。話雖如此，若生活不正常，仍是會生病的。

在得重病時，我會以「這也是一種修行」的正面態度去面對它，絕不悲觀，並替自己加油打氣。

因為人在生病時，氣勢最弱，最容易缺乏信心，自怨自艾。

氣勢越弱，疾病越是有機可乘。因此，此時，正是一個考驗我們如何靠正面思考來克服難關的機會。

說起我生病的體驗，那就要回溯到十三歲的時候了。

當時我們家因戰爭的關係，而疏散至千葉縣的鄉下。在那時候，我得了一種叫做腎硬化的腎臟病，全身浮腫。

就算現在，那也是一種非透過人工洗腎不可的棘手疾病，更何況是在那個時候的鄉下。此外，我們家離醫生那兒有八公里之遠，看病往返非常不易。

在那時，母親決定自己來照顧我。因為她有助產士的執照，或多或少有些醫學方面的知識。

鹽，對於腎臟病患者而言，是一大禁忌。所以不能吃任何有鹽分的食物。

完全不吃鹽的飲食生活，未體驗過的人是不能了解其箇中滋味的。其難受的程度，任誰都會向它豎白旗。

可是，你知道它的效果有多大嗎？

在連續一個月無鹽的飲食生活之後，令人驚訝的是我身上的浮腫消失了。

然而，粗心大意的我心想：「病都快好了，又有什麼關係呢？」於是背著母親偷吃了一塊醃蘿蔔。

沒想到隔日，我又變回一身的浮腫。

我嚇了一跳，同時也再一次了解母親的食療法是正確的。

母親亦告誡我：「腎臟不好是不能生小孩的唷！」從此，含有鹽分的食物，我一律敬而遠之，到最後，竟然不看醫生也能完全根治。

當然，我在這裡也不是勸大家「有病不需要看醫生」。只是當時是戰時，又在窮鄉僻壤的鄉下，有什麼辦法呢？

由這場病讓我清楚地了解「治病仍須靠自己」。此外，母親所親手調製的三餐也是非常重要。

關於三餐，請容我稍後再述。不過，在生病時，吃自己所烹調的食物，多吃蔬菜等，是應該切身實行健康的基礎。

以氣壓療法和呼吸法克服癌症

十三歲的腎硬化之後，大致上平安過日子的我，再次生病是在三十九歲的時候。

那時，發現自己噁心、反胃，心想是不是胃潰瘍，而去看了醫生。

那段時間我正好很忙，為了和會裡的年輕朋友建立人際關係等，積存了許多壓力。

胃鏡觀察的結果，發現胃有好幾條豎線。

我要求醫生「不管如何，一定要告訴我真相。」

因為怕真的患了重病，卻以「只是輕微的胃潰瘍」給敷衍過去。

結果，醫生措詞謹慎地說：「可能是進行性的胃癌」，勸我接受更精密的檢查。

癌症……。

我心裡想著：「該來的終於來了。」

同時，我也下定決心，決意作戰到底。

若說我沒受到衝擊，是騙人的。

然而，我改變態度，以一種達觀的想法，認為人總有陽壽已盡、面臨死亡的時刻，和陽壽未盡、繼續活下去的時候。

我想，這多少和我在小學一年級時，從戰火中死裡逃生的經驗有關。

那時，我就讀於東京的砂町小學，每晚藏身於防空洞中，眼見炸彈落於身旁不遠處，也看到荒屍遍野。

或許就在當時，培養出我「被動人生」生死觀的基礎。

因此，我把癌症當作是一項對自己的挑戰，若我天壽未盡，發誓一定會克服難關，保持旺盛的求生意志。

當時，最小的兒子只有四歲，因此，我告訴我自己，在他滿二十歲之前，我不能死。

我把檢查延後一個月，利用這段時間來想想該怎麼做才好。

當然，主軸仍是「氣壓」和「呼吸法」。

說來慚愧，在那時，我並未打從心底相信氣的健康法。

當時的想法不過是「認真又努力的外子，以其生涯做賭注，潛心研究的東西，大概是錯不了的」，如此而已。

從此，我開始在道場的修行，不過，在家時偶爾有偷懶的時候。

記得在我三十五歲生下老么時，外子告訴我「要給寶寶新鮮的氧氣」。所以，在懷孕期間，每天都很認真作，但是一旦生下健康的寶寶，我就中斷了。

因為認為要忙著工作和帶孩子，哪有那麼多的時間。

那個時候我還很健康，所以未能充分了解氣的難能可貴處。

但是現在，情況就完全不同了。

因此，我下定決心完全相信它。

從那天開始，我每天都做二小時的呼吸法。

同時，外子一有空就為我實施氣壓療法，每天約三小時左右。

透過氣壓療法，心情十分舒暢，覺得病就如同慢慢地剝開一層薄皮般，漸漸好起來了。

此外，心裡不可有負面思考。睡前，我都會感謝天「今天一天平安無事，謝謝您」。

這種正面映象是非常重要的。

病氣（日文「疾病」之意），由字面上即可看出「氣」是病。

這是因為氣萎縮，導致生病。

反過來說，在剛生病時，釋出更多的氣以打擊疾病是必要的。

一個人在生病時，心裡只會埋怨與擔心。可是這是負面之氣，會使得病情更加惡化。

不管遭遇到多大的委屈或不愉快，試著在睡前說聲：「謝謝今天所有的事」。

對相可以是神明，可以是妳先生，也可以是周圍的人。用心去感謝生活周遭的一切。

當你說出「謝謝」的刹那間，就會釋放出正氣。這是真的。

在我持續實行「氣的健康法」一個禮拜之後，你猜怎麼著？

曾經非常擔心的胃下垂感，已完全消除。同時，心情好起來。

還有，心臟經常跳得很快，以及放屁的毛病也都治好了。

而且，在一個月之後……。

當我到東京女子醫科大學再照胃鏡時，先前連外行人都能明顯看出的豎線條紋，已經完全消失了。

醫生微笑地說：「確實有胃潰瘍的痕跡，不過那是好了之後所留下來的。雖然還是有點胃炎的情況，不過，完全不必擔心會轉成胃癌。

我不敢將自己的經驗，說成是「自己治好癌症的」。

不過，到如今仍無法證明當時是否會得癌症。

可是，經過這次的經驗使我相信，只要能切身領會並實行「氣的健康法」，一定會帶來良好的結果。

酗酒——外子患病的主因

外子是「氣的研究會」的會長兼宗主，亦完成了許多了不起「氣」的理論。其弟子仰慕尊稱他為「老師」；在家庭中，也可稱得上是一位零缺點的標準丈夫。只有一個衆所皆知的缺點——酗酒。

我為他的嗜酒，不知暗泣幾回。

其酒量非比尋常，清酒一升，不用二個鐘頭，就可見底，連大杯啤酒五至六杯也能一飲而盡。

雖然並未酒精中毒，但我對於他如此嗜好杯中之物，大傷腦筋。

若是普通的上班族，只要將他的皮夾拿走，他就沒錢去喝酒。可是，外子的情況不同，只要他說聲：「我的皮夾被老婆給沒收了」，其弟子就會說：「好可憐，那讓我們請客好了」，真是拿他沒辦法。

我們夫妻為了酒常大吵一架，但仍無法讓他戒掉酒癮。

果然不出所料，得了好幾次的「酗酒病」。

以飲食療法和氣壓法消除胃潰瘍

這是發生於外子留在美國指導「氣的健康法」時的事。

外子在喝過一種以伏特加為底、叫做馬丁尼的酒之後，深深為它所吸引。常不顧吃飯，而大喝特喝，有時甚至喝到天亮。

這樣的生活過了四個月之後，不管是誰，胃一定會承受不了。

於是，自己一方面在胃痛的部位實施氣壓療法，一方面仍繼續工作。

之後，開始洛杉磯的指導課程。可是，就在那時，胃的情況完全走樣，最後終於倒了下去。

某夜，如廁的外子叫了我一聲：「喂！你來看看。」我當時也不知道是怎麼一回事，沒想到趨前一看，竟然是像黑煤焦油般的大便。

那是因為胃出血，因血而變色才呈現出的顏色。

當時，我尖叫一聲「哇！」卻說不出半句話。

幸好，在洛城有一位當醫生的弟子，我們連忙前去找他。

經胃鏡所攝之相片顯示，約有一如五十分（美幣）銅板那麼大的潰瘍。

這位醫生弟子勸說：「老師，立刻動手術比較好。因為日本人的體質容易致癌。」但外子硬是不肯。

於是醫生又說了：「那麼，過一個月之後再來看看吧。如果惡化的話，再動手術。」我們就這樣離開了醫院。

從此，便開始了一場格鬥。

我很快就在洛城租了間房子，以便專心照顧他。

首先，徹底地遵守醫生所交待的飲食療法。

內容是禁吃鹽及攝取高蛋白物質。此外，肉在消化時會產生酸，所以也不可以吃。因為酸會使胃有燒灼感。

我每天跑超市買豆腐。當時在美國，豆腐以健康食品之姿大受歡迎，因此很容易就可買到。

接著是青菜配烏醋麵，再喝一杯當藥茶，這實在是一份令人無法食指大動的菜單，真虧外子能忍受。

除了飲食療法，每天也實施氣壓療法及呼吸法。

在實施氣壓療法時，打嗝次數約達二至三百次之多。打完嗝之後，就會舒服許多。

那真是一段痛苦格鬥的日子。因為外子雖然在夜裡痛得呻吟不斷，但第二天仍打起精神外出工作。我勸他休息也不肯。

因為他個性倔強，堅持帶著胃潰瘍的胃一同努力工作。如此三個星期之後，再複檢時，發現當初照片中黑黑的潰瘍，已淡化成薄影。

而且，在二個月之後，要離開洛城時，連那塊薄影也消失得無影無蹤。

醫生邊搖頭表示不解，邊說：「真是難以相信」。但對我而言，那才是真的鬆了一口氣，放下心。

左半身麻痺也能奇蹟似地恢復

「經過這次教訓之後，外子滴酒不沾，並開始注意健康。」我實在很想這麼說，但是很遺憾地，胃潰瘍並未動搖他對酒的熱愛。

病一好，即故態復萌，又開始喝起酒來。

他還說：「牛奶對胃很好，沒問題的啦」，便把牛奶加入白蘭地中稀釋。我對他此舉，實在啞口無言。

我和外子一同和睦相處，除了為喝酒的事不愉快之外，從未吵過一次架。但說到酒，我們可真是為此吵了好幾次的架。

據說，因酗酒而罹患前列腺肥大症的機率為百分之九十至百分之百，若患此病，可以手術治療，但到六十八歲時，仍有復發的可能。

記得有一次外子應邀至歐洲指導時，為了讓孩子了解父親的工作，因此攜子一同前往。但沒想到，外子在去程的飛行中，喝遍所有的酒。

而且，到達當地之後，照樣大口大口喝著歐洲的烈酒，還喝得不亦樂乎。

在回國之後，外子未稍作休息，即馬不停蹄地開始工作。等過一個月完成一本書之後，才說：「啊！終於告一個段落了！」

我還記得那天是十一月十八日，在家裡的電話聲響起的瞬間，我有種「出了什麼事」的預感。果然，是通知我外子昏倒之事。

本來，我就有強烈的第六感，在開始學習氣的療法之後，卻似乎變得更加敏感了。

我連忙趕去外子昏倒的道場，只見他口吐白沫，頭部腫起，並浮起如蛇形般的血管。

當他好不容易稍有意識時，卻發現左半身完全痲痺，甚至連話都不能說。

所幸，弟子中有位是醫生，當場為他看診。這位醫生吩咐最好不要馬上移動外子，並替他實施氣壓療法，等情況穩定時，東方已發白，才由救護車將外子送至醫院。

經CT斷層掃描，得知頭部血管破裂，並有一個五公分見方的血塊。這血塊離腦幹才不過一公分而已，若進入腦幹，則後果不堪設想。

當然，這一定是要住院的。身為大弟子的大塚先生說道：「現在正是關鍵時刻。在此時，正可以看出氣壓療法的功效有多大。來，讓我們試試看！」此後，他便每天為外子實施氣壓療法。

以頭線和肩膀為中心，每天做二個小時。這算得上是工程浩大，到如今，我仍非常感謝他的熱心。

經過一個星期之後，卻想不到本來完全痲痺的左半身，從指尖開始慢慢恢復知覺，同時也可以開口講話。

透過CT斷層掃描，亦可淸楚看出，原來血塊的影子已經淡了許多。

通常，腦中風至少需住院四個星期左右，如此二個星期即告出院，實在令人驚嘆。之後的恢復速度很快，經過二個星期就已出院。

這位醫生弟子看著外子踏著穩健的步伐，一步一步走出去的樣子，不禁深有感觸地說：「這全是老師靠自己的力量治好的。」

除此之外，經過這一連串的事件，使我重新認識氣的呼吸法和氣壓法有多了不起。

至於外子酗酒的毛病，待日後再談。倒是在出院時，我曾問醫生：「外子從此之後不能再喝酒了吧！」醫生回答說：「如果一合左右，是可以的。」

就因為這句話，成為他日後每天喝酒的擋箭牌，義正嚴詞地說道：「這可是醫生說的，每天可以喝一合左右的酒。我算是看在他的面子上才喝的。」

不過，和從前驚人的酒量比起來，現在是收斂許多了。

對我而言，他是位無可取代的丈夫，對許多仰慕尊敬他的學生而言，他則是位偉大、令人景仰的老師，我們都希望他能身體健康、長命百歲。

外子出院時，仍有高血壓，那時的血壓上限為一百六十，血壓下限為一百。從昏倒的那天開始，每天都實施三小時的呼吸法，即使出院後，也未曾間斷，一直持續到現在。

醫生所開的降血壓藥，只有在剛開始時服用了一半，三年前過了七十歲之後，就不再吃藥了。

現在的血壓為一百三十五至八十五，醫生亦稱讚：「這樣的血壓很不錯。」

體驗者手記

我孩子得了連醫生都宣佈無救的髓膜炎靠氣才得救

丸山八重子　三十一歲　家庭主婦　栃木縣人

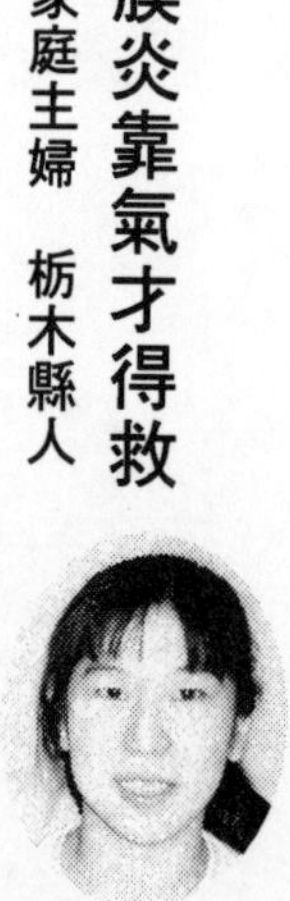

永遠也忘不了在一九九三年的二月二十一日，當時三歲的兒子突然情況失常的樣子。

我兒子一直都很健康，頂多偶爾感冒而已。在那天之前一直都精神飽滿，看不出什麼異常的現象。

最初只是發燒和噁心想吐，帶去看醫生卻被診斷為感冒。到了下午竟開始夢囈，我當時覺得很奇怪，但因為隔天是星期日，心想睡一天就好了，所以也就不以為意。

但沒想到孩子很難入睡，竟然還跟我說「眼睛看不見」。那時，他的眼睛像斜視般飄向一邊。

我嚇了一跳，連忙帶他去醫院掛急診。可是對方說：「最好趕快送去大學醫院。」在趕去大學醫院的途中，孩子卻開始抽筋，並陷入昏迷狀態。

到了大學醫院，被診斷是「髓膜炎」，並告訴我們這三天是關鍵期。

那天晚上，孩子的病況非常危急，心臟一度停止，靠著按摩才好不容易維持心跳。

翌日，接受精密檢查的結果，證實肺炎球菌已入侵腦中，腦波微薄的只有如同新生兒般。這個病症史無前例，也沒有有效的治療法。所以，聽說也不曉得能恢復到怎樣的程度。

這有如青天霹靂般，讓我們夫妻倆無言以對，抱頭痛哭。

雖然總算撿回一條命，但意識卻未回復，癱瘓在床，一直住院治療。

因為無法進食，所以靠打點滴維持生命，並將管子插入鼻中，灌入牛奶和藥，至於排泄則以包尿布來處理。從前活潑好動的孩子，現在卻只能靠流淚來表示意志。這幾乎和植物人沒什麼兩樣。

住院半年多，一直沒有什麼有效的治療法，而且我兒子的體質一吃藥就會吐。從以前就是這樣，即使是現在的病況也還是一樣，藥吃了就吐。

所以，也不曉得到底能不能治好，就只能躺在那裡而已。

情況雖如此不樂觀，但看到他睜開雙眼活動眼睛，或對於醫療用具的卡嚓卡嚓聲響有反應時，這些少許的進步，對於我們做父母的，都是莫大的安慰。

人一旦病急就會亂投醫，像我們舉凡奇怪的詛咒術、看風水、或者求神問卜、拜祖先等，能試的都試過了。

就在那時，外子告訴我：「有個叫做氣的研究會的，你去試試看吧！」

我曾經在報紙「氣的博物館」的報導中，看過關於氣的研究會的報導。當時，在電視裡看到一個節目播出一位腦中風者，練了氣功之後當場就可以走路。那時，我心裡想：「或許我的孩子也可以……。」

在那時，我們當然並不了解氣和氣功的差別，不管怎麼樣，先由外子跑一趟，打聽些消息。當天就和藤平老師見了面，並說明我兒子的病情。老師聽了之後，就說：「那可以回復。」

在這之前，我們已經聽了太多「沒有希望」的話，所以當聽到藤平老師說可以回復時，心裡不知有多高興。當時只想著：「除了相信，別無他途。」

老師告訴我們：「最重要的是要有治好的信心」，而外子和我，也就因此深信「這樣就能治好孩子的病」。

開始練氣後的第三天，已往每天抽筋的毛病，那天竟沒發生。夫妻倆彼此相告：「孩子今天沒有抽筋！」經過一個星期、二個星期之後，才驚覺抽筋的毛病已經完全消失。

從那時起，我們有了「若要治好這孩子的病，一定要靠我們夫妻倆」的想法。接著，也更加確信「這樣做，孩子就能回復」的信念。

實施氣壓治療的成效，不只顯現於抽筋的消失。原本孩子的胃因吃太多的藥而受不了，血竟從插入鼻子的管中逆流出來。但自從氣壓肚子之後，血就不再流了。

其實，學習氣壓術讓我們夫妻倆受益匪淺。除了讓孩子的病情恢復健康之外，也使我們夫妻的精神狀態比從前好。

那是因為受到正面思考的啟發。

在學習氣壓術之前，我們每天過著絕望的日子。現在，即使聽到醫生說：「這孩子的病情，不能比現在好多少」，我們也能坦然接受，並且，把它正面思考，解釋為「不會比現在的情況壞多少」。

人家也誇讚我們夫妻「氣色很好」、「感覺很開朗」。

不過，對我們而言，最需要忍耐的就是當檢查報告顯示出「即使再多的治療也沒有效」時的失望感。當然，醫生不能把看不出有轉好跡象的事實，說成有治好的希望。

然而，每當我們去研究會時，他們總是會鼓勵我：「沒問題，病情一定會好轉」，使得我們的心情也開朗許多。

對於氣的研究會在精神方面給我們的支持，感激之情溢於言表。而且，能與其接觸，更讓我們覺得是一次難得的緣分。

至於持續實施氣壓治療術，則讓原本說是「和新生兒一樣」的腦波日漸升高。從監控器上可看出腦波的波形顯然比從前大得多，猶如戲劇般的變化。

醫生也說：「這真是奇跡似的恢復！」而我們卻相信，這歸功於氣壓治療法。

經過半年之後即告出院，自己在家實施氣壓治療。而且，每個月都會去「氣之鄉」好幾回，請氣壓醫師教我一些氣壓術，以便實施於孩子身上。

現在，我們更進一步地相信，孩子的腦波上升，能夠開口講話，並達到醫學上恢復「正常」的日子，必將到來。

第三章

用「氣」能使家庭更加圓滿

▼立刻有效的育兒術和馭夫術

【氣的活用法——親子篇】

灌輸孩子正面映象

育兒法中最重要的一件事，就是「正面地育兒」。所謂「正面地育兒」，就是不可以給小孩灌輸負面映象。在管教與教育小孩時，必須是以一種釋出氣的狀態來進行。

先從如何灌輸孩子正面映象開始說起。

當我的大兒子一歲時，每天，我都用手摸著他的頭，唸唸有辭地說：「要成為好孩子唷！」

因為和現在的先生是再婚，所以當我帶老大時，完全沒有「氣」這方面的知識。但是，現在回想起來，似乎在那時不知不覺中已向孩子輸送氣了。

與其等孩子長大後再斥責他，倒不如從小就向他輸送「要成為好孩子唷！」的正氣。

雖然乍看之下有點好笑，但拜此所賜，我的兩個小孩現在都是孝順的好孩子。

你對於你的小孩，最大的期望是什麼？既然可以期待他成為「好孩子」，當然也可以希望他是「開朗的孩子」、「溫和的孩子」、「健康的孩子」等。

你可以在孩子睡覺時，摸著他的頭，從心而說出「要成為好孩子唷！」的話。

最好每天都做，且能維持三個月以上。

雖然前述期望孩子成為什麼都行，但像「要成為有禮貌、舉止合宜的小孩唷！」就過於複雜。

就這種比較複雜的期望，可以在孩子醒的時候，直接口頭上告訴他。

當然，你也可以期望他「要成為大富翁！」、「要有灰姑娘遇見白馬王子般的際遇」，不過，最好還是以會影響孩子一生的人格發展的觀念，為優先灌輸的對象。

雖然這在孩子越小的時候實施越有效，不過當孩子長大到某一種程度時，也依然可以實施。

比如說，當孩子誤入歧途時，做父母的為此而大傷腦筋。

此時，可趁孩子睡覺時，心中默念「要做個好孩子喔！」不過，重點是要有耐心。

如同救火般，如能趁點燃一根火柴時立即將它熄滅，就能輕易地滅火。

所以，要在壞種剛萌芽時，趁早摘除。

但是，不要灌輸「不要成為壞孩子」、「不要帶給父母困擾」等負面句子的期望。

如同第一章睡眠法中所述，這樣一來很有可能直接輸入負面的話語。

在孩子小時灌輸他正面映象的觀念，孩子亦能及早領略對各種事物的愛心，以便長大後成為幸福的人。

「氣」能使你生下好孩子

正面映象的輸送法亦可使用於胎教。

媽媽趁寶寶還在肚子裡時，手按著肚子，唸唸有辭「希望將來生出個乖小孩」。

我有個朋友，是個今年已八十四歲的老奶奶。她有個獨生子，但是快到五十歲卻仍一事無成。

他對於親人一直是採取反抗的態度，不要說是賺錢養家，甚至到現在都是伸手向家裡要錢，整天遊手好閒，只知道玩樂。

其實他腦筋很好，以優秀的成績畢業於筑波大學，但不知為何不懂事親之道，及認真工作等基本的做人道理。

直到有一天我和這位老奶奶談過，才恍然大悟。

原來這位老奶奶在懷這個孩子時，其先生有外遇。於是老奶奶由愛轉恨，心裡想著：「這個孩子不要也罷，把他拿掉算了」，如此含著恨意渡過懷胎十月。

所以，只接受這些負面之氣的腹中胎兒，長大後又豈能成為好孩子呢？

雖然這個孩子的遭遇情非得已，但在我心中仍不禁深深地同情他。

由此說來，胎教對於母親當真是一件大事。

因此，務必要多存正面映象之氣，才能生下健康活潑的好孩子。

「如果是你就做得來」這一句話可激發出潛能

當然，在孩子睡醒後，也不可以灌輸給他負面印象。若孩子說「像這樣我做不來」、或者「太難了」等話時，這些都是負面之氣。

當孩子說：「做不來」時，我們應該告訴他：「你若以『做不來』的心情去做，就會真的做不來。不妨改說『我做得來』，說不定原本無法做到的事情，也就因此而做到了喔！」

其實這並沒什麼不可思議，因為在說「能」的一瞬間已釋出氣，使得身心兩面統一，如此一來，大部分的事都可達成。

外子在聽到小孩說：「我不能」時，都會要求他們改說：「我能。」

其實光說能或不能，並不會因此而使事情有所轉變，差別在於此映象若進入孩子的潛意識中，可讓孩子做事時變得更積極或消極。

而做母親的，千萬不能對自己的小孩說：「反正你是做不來的。」即使是一件對小孩而言稍有困難之事，也要鼓勵他：「沒問題，你一定做得來。」

找出孩子的優點並誇獎他

育兒時，必須使用正面的詞彙，並要有在誇獎中教育孩子的心態。

每個小孩都有他的優點。

為人父母所應做的，就是找出孩子們的優點，並將其發揮。

但是，這個優點不能拿去和別家的孩子相比。應該依照孩子的能力而給他應得的讚美。

比如說，對成績不好的孩子，就不能罵他：「你為什麼都沒有考過一次滿分。」明知孩子的能力有限，還要拿他出氣是要不得的。

此時，若考了七十分，就應該盡量讚美他才是。

千萬不可以心想：「人家小明每次都考滿分，而你才考七十分而已。」

如果對小孩有所要求時，應先誇獎他：「你做得很好。」之後才說：「但是這裡改成這樣的話就更好了。」如此一來，小孩必定對父母之言言聽計從。

假使讓孩子自己打掃房間的話，可能因為只是小孩，所以就隨便把東西收收，堆放在房間的角落，只掃中間一小塊空地而已。

這時，千萬不可以罵他：「唉唷！你在掃什麼東西啊！」應該改說：「哇！你做的很好，很棒！不過要是能把書架上的書排整齊，房間的角落也能用吸塵機吸乾淨的話，那就更好了。」

千萬不能對小孩說的話

記得那是發生於外子在夏威夷教授孩子們防身術時所發生的事。

有位面貌姣好、個性剛強好勝的母親來找外子。

她對外子說:「聽說你的教育方式是找出孩子的優點並誇奬他。然而,我的孩子可不簡單,很難從他身上發現任何的優點。」

像這樣的話,是絕不可在小孩面前說的。

於是外子就答應他「試試看」。

從此以後,這個孩子每天都來道場,但是這個孩子根本不聽話,甚至擾亂同學的學習,根本不是練功的料。

經過一星期,孩子的媽媽又來了。

「老師,怎麽樣?我家的孩子能不能找出什麽優點?」這位媽媽問道。

沒想到一向老練的外子也為之語塞,竟說不出話來。

那個孩子站在旁邊，不知附耳向外子說了什麽，接著，外子就開口說道：「妳這個孩子真了不起。就連我花一個星期都找不出一個優點。」

據說，當外子說他「真了不起」時，那個孩子嘴角上揚，得意地笑了一下。不過外子立刻說：「但是你要小心，不久我一定會找出你的優點。」

這個孩子面露詫異，隔天就換了一個人似的，努力練功。

由此可看出人的本能，會對惺惺相惜者流露出善意的本性。

又過了一個星期，孩子的媽媽再度來訪。

她驚訝地說：「老師，我的孩子像是換了一個人似的。」

外子對她說：「聽說妳曾罵孩子『你和你爸一個樣，長得不好看、又不用功唸書』。的確，妳長得漂亮、腦筋又好，但是這樣的話是絕不能在孩子面前說的。因為他會因此而故作頑劣的孩子。」

據說，這位媽媽從前在校成績是非常優秀的。或許因此無法接受孩子的爛成績，而說出「你這個笨蛋」之類的話。

小孩子被他覺得是世界上唯一值得信賴的母親當作是笨蛋般看待，心裡情何以堪。

這位媽媽聽了外子所言，似乎已有所領悟，從此陪著孩子一同來練功。如今，她的孩子已進入社會工作，成為一個堂堂正正有用之人。

高明的叱責法與差勁的叱責法

雖然先前所說「要在誇獎中培育小孩」，但是仍有責罵的必要。因為要將孩子的缺點矯正過來。

常聽到媽媽叱責小孩「所以說你是不行的啦！」如果小孩一年到頭都聽到媽媽在對他說：「所以說你是不行的啦！」如此一來，不影響小孩的潛在意識也難。

這樣的叱責法是最差勁的。

話雖如此，但人若在氣頭上，難免會說出這樣的話。我也常在脫口說出：「所以說你是不行的啦！」之後，心想「啊！不對！」再馬上改口道：「我要修正一下，如果沒做這樣的話，你仍是個好孩子。」這看起來似乎在說單口相聲。但是，我確實是如此做。

所以，不應該罵孩子「所以說你是不行的啦！」而應改說：「你若不這樣做的話，仍是個好孩子！」

縱使孩子做了不該做的事，也絕對不能脫口罵出否定小孩人格的話。

最重要的，是要能讓小孩懂得「你做的事不對，但你仍然是個好孩子」其中的道理。

若錯在父母要有勇氣道歉

據說最近的小孩都不懂得道歉。

我有一個朋友的小孩，今年上小學二年級，從來沒有道過歉。

撞了人或推落桌上的東西，根本不在乎。

或許是因為沒管教吧！

像我，即使不經意地輕碰對方，也連忙說聲「對不起」或「抱歉」。

這是因為從小教育所致。

不過，在教育小孩時，若心想「會不會罵過頭了」時，應該立刻道歉。

我也不是一直都能以這種正面的責罵方式來教育小孩。有時也會氣上心頭胡亂罵一通。

但是責罵和發脾氣是不同的兩回事。

責罵，是指摘對方的缺點，並指引他正確的方向；而發脾氣則是放任自己的情緒、痛罵對方。

不妨認定責罵是正面的，而發脾氣是負面的。

在責罵孩子時，一定要釋出氣。

因為在氣未釋出的狀態，例如：惡在膽邊生，隨心所欲的破口大罵等，都是不應該有的現象。

說來奇怪，開始嘮叨不停之後，一些與此無關的事都會脫口說出。

其實我說得漂亮，平常也是失敗連連。也曾說過：「你這個孩子真是糟糕，房間都不曉得收一下。對了、上次那個考試，你只考三十分而已對不對？」等的話。

如此這般，一旦開始發脾氣，連不相關的事物都會牽扯進來。於是，孩子就會覺得莫名其妙，不知究竟錯在哪裡。

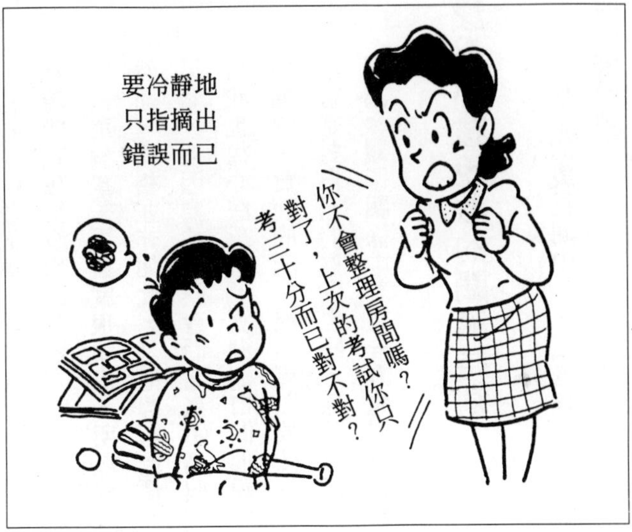
要冷靜地
只指摘出
錯誤而已
你不會整理房間嗎？
對了，上次的考試你只
考三十分而已對不對？

管教孩子時，切記要冷靜。只能指摘出當時做錯之事。

然而，父母也是人，有時明明知道不能感情用事亂發脾氣，到時仍又破口大罵。

我也常有在破口大罵之後冷靜下來時，才發覺自己「錯了！」的經驗。

遇到這種情況，我會坦率地向小孩道歉說：「對不起！剛剛罵得太過分，說了不該說的話。」接著，冷靜地向他說明「不過，你這個地方做得不對。」

記得曾發生了這樣的一件事。

我現在每天往返於栃木和東京的兩個家，有一天不小心弄丟了栃木家的鑰匙。

當我慌張得尋找鑰匙時，兒子突然說聲「

媽媽，給妳！」並把鑰匙給了我。

當時的我想都沒想即罵道：「你這個傢伙，到底把它藏到哪裡去了！」因為這個孩子平日就很頑皮，所以我直覺的認定是他把鑰匙給藏了起來。然而，真相並非如此，是他翻箱倒櫃、好不容易才找到的。果然，他因為被我誤會而賭氣不高興。而我也從心底反省、立刻開口向他說「對不起」。

如果說了負面的話，絕不可以放任不管。不管是對自己的孩子也好，孫子也好，當一發覺自己說了負面的話，一定要馬上道歉。因為，親子關係中若有一方先開口道歉，所有的不愉快也能隨之煙消雲散。

該對小孩說教的關鍵時刻

在孩子的成長期中，一定會有「在這個節骨眼務必要好好地說給他聽，使他了解」這樣的關鍵時刻。

例如當孩子誤入歧途時，你大聲咆哮、或破口大罵，是沒有什麼效果的。

或者，說些「我是為你好，才這樣說你的」等要讓孩子心存感激的話，根本是沒有用的。

因為孩子心裡會想：「若是真的替我想，就不會這樣說我了。還是趕快閉嘴吧！」

遇到這種情況，必須先穩定心於臍下一點，自我控制之後，再平心靜氣地說：「到我這裡來。」把小孩叫到身邊。

這時，小孩心裡或許會想：「媽媽今天很不一樣喔！還是乖乖地聽她的話，免得倒大楣。」然後，到媽媽的身邊，言聽計從。

父母關心小孩的心情，其實是一股能量很大的氣。

雖然是家醜外揚，不過在我家也曾有過這樣的「關鍵時刻」。

說起來也算是小孩常做的事，那就是將我放在桌上錢包中的錢拿走。

雖然是媽媽的錢，但不講一聲就拿走，就是小偷的行為。記得那是孩子上小學時所發生的事。

那時的我忍住怒火，穩住心於臍下一點，再慢慢地把小孩叫來，說道：「來，坐在那裡！」

孩子似乎也發覺「媽媽好像有些不一樣」，竟也奇妙地乖乖坐下。

或許在我心中覺得這是一件認真嚴肅的事，使得眼神也就變得不同。

一個人在釋出氣的時候，目光是穩定祥和的。但是，這是狀態最強的時候。

例如，觀世音菩薩洋溢慈愛的眼神，能打動人的心弦，而瞋目怒視的哼哈二將，只不過是門神而已。

若要真正了解如何能打動人心，就必須氣從眼出，才能辦得到。

當場，我兒子就靜坐在那邊，不敢吭一聲。

隔一會兒，我就說：「如果想要，就直說。」

接著，我又平穩地說道：「如果想要錢，就直說，然後堂堂正正地拿走。我沒有這種不吭一聲就把錢拿走的小孩。」

之後，我再也沒有嘮叨不休，可是小孩卻把話聽了進去，從此沒有再犯第二次。

一個人在瘋狂怒吼時，是無法開啟對方的心靈，使對方聽進你的話。

只有釋出氣之後，藉由氣和言語的傳遞，才能讓對方了解你的心意。

「我要上學去了！」這句話，能保佑小孩平安

在孩子出門上學前，一定要讓他說：「我要上學去了！」因為這句話有著威力無比的力量。

開口說出：「我要上學去了！」才能使氣端正向前，並在心裡想著：「今天也要好好地努力！」這樣一來，就不會遇上交通事故。

如果未說：「我要上學去了！」而勉勉強強地走出家門，如此提不起勁的狀態，就容易遇上交通事故。

就這樣沒有把心一起帶出門的狀態，什麼事都做不好。也就是說，若心裡未決定「我要走了！」的話，就不要出門了。

此外，在涵意上，「我要上學去了！」這句話，對於在心裡決定「我要走了！」這個念頭，是有很大的幫助。

日本人的家庭中，父母都會要求小孩說出「我要上學去了！」之後，才讓他出門。不過

，現在似乎很少聽到孩子說「我要上學去了！」

一定要讓孩子們確實說出「我要上學去了！」而做媽媽的也一定要回一句「你要多小心！」之後，才送小孩出門上學。

此外，你若也遇到提不起勁，但又不得不出門的情況時，不妨試著說一聲「我要出門了！」再外出，你就能感受到箇中差別。

只要讓孩子心裡堅定就不會拒絕上學

有一次，一對父子前來找我，說是孩子拒絕上學。

這個孩子現在是高中生，怎麼都不聽父母的話，就是不肯上學。於是來找外子商量，看看有什麼辦法。

我探頭一看，發現父子倆竟在門口吵起來。

雖然這位父親大老遠地把孩子拖來，顯然這個孩子並不領情，一點都不想進來，並在門口做最後的抵抗。

好不容易這位父親終於把他的兒子拖了進來。聽說這對夫妻都是學校的老師。

外子問這個孩子：「你怎麼都不肯上學嗎？」他點點頭。

但沒想到外子竟說：「這樣的話那就別去了！」

而且很簡單地解釋道：「因為高中已不是義務教育，如果不想去就不要去了，別去了吧！」

孩子的父親一聽，不禁大吃一驚。

外子接著說：「小孩既然執意不肯上學，做父母的那有勉強他去的道理呢？現在我來說服你爸爸吧！」此時，孩子的眼睛眨了眨。

因為在以前，他只聽到父母要他快去上學，現在聽到要他不要上學的話，到還是第一次。

「不過，有一個條件，就是你若退學不唸書的話，就要去尋找一個可以做一輩子的工作。而且從此以後不能再向父母要零用錢。就算是去加油站也行，總之，就是要工作賺錢。」

當外子這樣說時，父子倆以一臉難以領會的表情回去了。

想不到，一星期之後，這位父親打電話來說：「老師，現在我的孩子每天都上學了。」

拒絕上學的原因有很多種，像這個小孩就是恃寵而嬌。父母愈是催他「快去上學」，他就越不肯上學。

然而，一旦父母決定「就讓他退學好了！」孩子反倒覺得「啊！這次是來真的！」而開始急著上學。

也有因為被同學欺侮而不想上學的例子。

其實，同學間的彼此欺侮自古即有。

在以前，曾有孩子頭將其他的孩子丟入池中，並加以打罵的情形，然而父母及老師都視若無睹。

只是現在世風日下，一點小事就會被渲染得很大。

很難說那種情況比較好，不過，若想避免自己的孩子受人欺侮，就把他教育成一個不怕被人欺負的小孩就行了。

這其中的要點，仍就是灌輸他正面思考的方法，以及保持開朗的心情。

反覆不斷地說是有其必要性

我覺得在育兒過程中，有必要「不厭其煩地一直說」。

例如，我對孩子說了十五年的「要把鞋子擺好」，最後，也終於達到了目的。

「鞋子脫下之後，要用心把它排整齊！」我是如此告訴他。

然而，自己有時候也會不小心忘了排好，此時孩子就會回一句：「媽媽你自己的鞋也沒排好。」

不過，我會不慌不忙地說：「那就連媽媽的一起排好吧！」

反正，我看到了就說一次，如此持續了十五年。好不容易讓他在潛意識中有了「要把鞋子排好」的觀念。

原來，在孩子高二的那年暑假，住在美國波特蘭的寄宿家庭時，被對方稱讚「你兒子好乖，每次都把鞋子排得好整齊」。

育兒是「氣的修行場」

反覆且不厭其煩地做對的事。這就是育兒的基本方針。

我覺得，最近的媽媽們對於「管教」一事，似乎有些厭煩。

其實，不只限於育兒，在做生意或其他方面，似乎也都是如此。

機會主義與當場應付的作風是要不得的，必須持續做一些任誰聽了都覺得很有道理的事。就是要在潛意識中輸入正面映象法。

為此，無論如何都不能說出負面的話語。

在其涵意上來說，育兒正可說是絕佳的「氣的修行場」。

我認為修行並不是瀑布灌頂，而是要能將日常生活的小事累積起來，才是做人的修行。

在我結束育兒的工作後，有時回想起那段時光，會有「啊！好快樂！連在做人方面都有成長」的成就感。

希望大家都能以「太好了！太好了！」的心情，來養育自己的孩子。

「氣」的斷絕引來親子間的代溝

我們常看到父母為了孩子的不良行為而傷神。

遇此情況，常有人會建議「親子間要多溝通」。然而，在孩子誤入岐途之後才開始「親子間更多的溝通」，已經為時已晚，因為氣已斷絕。

孩子誤入歧途是父母所要負的責任。首先要做的，就是對孩子輸送氣。

即使是離家出走，只要能將父母的氣傳送到，一定可使孩子迷途知返。

就算是現在才開始，也來得及。

若將輸送父母之氣給孩子稱為傳送愛心，也是可以。因為氣等於是愛心。

有年幼的孩子還要出外工作的媽媽們，一定有如下的經驗。

那就是在你越忙、越有要緊的事要辦時，偏偏孩子就生病了。把他送去幼稚園，園方也會因孩子生病而拒收。

可是因為有重要的事，所以無法休息在家照顧孩子……。

像我，就碰到過好幾次這種苦不堪言的經驗。

尤其是那種「非我去做不可，別人無法代替」的情況，偏偏會在此時發生。

回顧當時的狀況，總覺得是自己過於重視工作，而忘了輸氣給小孩所致。

此外，也有過這樣的經驗。

那是在我帶老大時所發生的事。

遇到有私事想向公司請假時，總是以「小孩感冒發燒，所以我想請假照顧他」為藉口。

可是，不知為什麼，過了一個星期左右，孩子竟真的發燒了。

這種情形發生了二、三次之多，所以我決定不再使用這種藉口。

「我的孩子感冒了」是負面的話。上述的例子，可說是一個說了負面的話而真的引起負面事實的例子。

【氣的活用法——夫妻篇】

夫妻不吵架的要訣

在我家，不管我多生氣，亂發脾氣，或者向外子抬槓頂嘴，也不會吵架。

因為，那是成為我一個人在「唱獨角戲」。

在我家也似乎未吵過架（外子嗜酒所引起的爭執除外）。

我覺得人際關係中最重要的，就是「不生氣」。

因為一生氣就不能釋出氣。

當心裡亂糟糟、波濤洶湧時，可說是最脆弱、最失去理智的狀態。

夫婦間的關係也是一樣。

在未釋出氣的狀態之下，不管你說什麼，對方也聽不進去。因此，夫妻間要儘量保持心情平穩，不起波浪的關係。

當然，我家也有快吵嘴的時候。

遇到這種情況，我會先發制人，指著自己的額頭說道：「我就是因為修行不夠，氣才會升到心頭！你應該先穩住心才對！」

我的意思是既然氣上心頭，不管什麽話都聽不進去。因此，這種情況下，說什麽都是白說。

即使外子在怒火上升，但當我這麽說了之後，也沒辦法。雖一臉不服氣的樣子，但仍然先冷靜下來。

話雖如此，但外子的道行很難讓他怒火中燒。

一個人若向對方動氣，吃虧的還是自己。

因為在盛怒時，氣是無法釋放出來，因而造成自己的損失。越是生氣，運氣也就越差。

更何況在夫妻間，二個人彼此惡言相向，不是更划不來嗎？

因此，下次吵架時，你一定要先冷靜下來。

首先，穩住心於臍下一點，再冷靜地討論問題點。

只要你先冷靜下來，你先生也會為自己的盛怒感到不好意思而冷靜下來（我的經驗也是如此）。

能坦率道歉的人很了不起

夫妻關係和親子關係是一樣的，一發覺自己說過頭就馬上道歉，是非常重要的。

或許會有人說：「我的自尊心不允許我道歉。」

這可就不對了。

因為，道歉是要釋出氣的狀態時，才做得到。

也就是說，可以證明你是寬容大量的。能和對方推心置腹、意氣相投的人，才是真正厲害的人。

常聽到年輕的小姐得意洋洋地說道：「吵架時我絕不開口道歉。都是我男朋友先讓步的。」

說這話的同時，也洩露出自己的不夠成熟。

然而，世上的人總是誤認為先開口道歉的人就是露敗認輸。

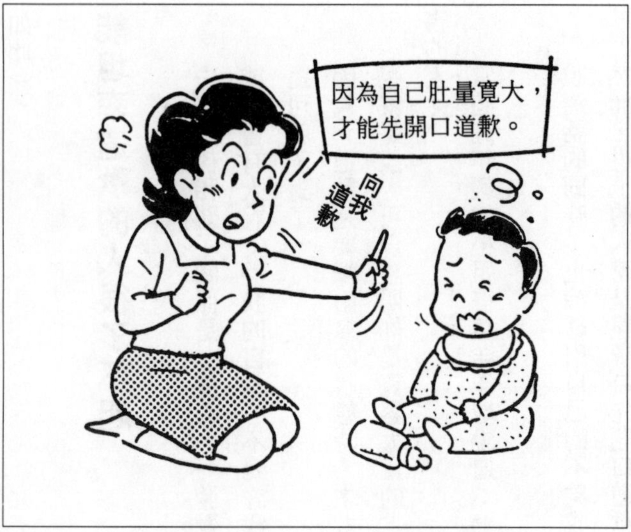

這是錯誤的。

假設媽媽和寶寶吵架，媽媽認為是寶寶錯了，而要寶寶先向她「道歉」，這不是件很奇怪的事嗎？

我想，也沒有人會覺得如果媽媽先開口道歉的話，表示媽媽輸給寶寶的吧！

開口道歉，表示能開始柔情地接納別人，有顆寬大的心。誰先開口道歉，就表示誰先接納了對方。相反的，若是對方先道歉，則表示自己被對方接納、包容了。我非常尊敬能坦率承認自己錯誤的人。

道歉，也證明了「釋出氣」。

但也不是任何時候都要道歉。因為卑躬屈膝的道歉，是負面的。

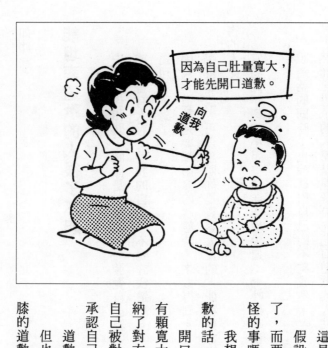

道歉，要以「開朗」為原則。

希望妳也能成為一位開朗、且心胸寬大的女性。

離得越遠越需要輸送「氣」

遇到外子出國或出差時，我會儘量留在家裡。

一般大都相反地認為：「今天先生不在家，乾脆找朋友逛街購物去，還要去唱個卡拉OK……」

可是我不太一樣。只有外子在家時，我才能安心地外出或遊玩。

或許你會覺得很奇怪。但我認為外子不在家時我也外出的話，氣就會斷了。

因為我覺得既然彼此結髮為夫妻，即使一個遠在天涯，氣仍是相通的。所以，離開的越遠，就越要努力地輸送氣給對方。

這就是我之所以當外子離家出差時，仍留在家中的原因。

因為，如果我外出做各種事的話，相對的，注意力就會散漫。為了避免精神的不集中，所以我留在家中努力地送氣。再者，萬一有緊急狀況時，只要在家就能聯絡得到。

先前提到過的送氣，並不是什麽很困難的事。

只要一有機會，就想對方的事，如此就行了。

譬如說，當妳先生出差在外時，妳只要心想：「聽他說有重要的生意要談，不知道進行得順不順利。」或者「這個時間他應該已經工作完畢，回到旅館了吧。」甚或「現在會不會已經睡覺了呢？」等，任何事都可以想。

只要隨時隨地、仔細為對方設想，這就是送氣。

如果妳先生長期不在家時就要勤快地寫信

然而，當妳先生長期出差或派駐國外時，妳若「盡量留在家中」，也是相當勉強的。

像我先生到美國指導時，一去大約是三個月或半年的長期出差。這段時間也不能要我都待在家中，哪兒也不能去。

這時，我會用寫信的方式，詳細的告訴他我的行程。

比如說，我會清楚的寫出「八日之前在東京的家，十二日之前在栃木的家」好讓他知道我在什麼地方。

這並不僅限於夫妻關係，對孩子也同樣適用。

例如，當孩子到海邊上游泳課時，我會在他的雜記簿裡簡單的寫上我的行程。並非要叫他配合我的行程而逐一和我連絡說：「媽媽我很好！」而是當他看到時，會有種氣相連的感覺。

若是長期出差的情況，最好還是能頻繁地寫信，比如說一個星期一封。

因為寫信，可說是送氣中最合適的方法。

當然也可以打電話，只是信可以反覆閱讀，且能給對方不同的衝擊力。

一提到寫信，有許多人總覺得它很麻煩而敬而遠之。其實，一星期寫一封信，等於一個月送出四封強而有力的「氣」之信。

遇到先生單身赴任或長期不在家時，若家中有小孩的，也務必要他們寫上一筆。

即使是像「爸爸，你好嗎？我過得很好！」這樣簡單的寫一句，就行了。

而我在信的最後，一定都會加上一句「送氣給你」。

如此連同信一起寄出的妳的氣，一定可以幫助妳先生工作順利，身體平安。

現在我說些題外話。假設會裡的年輕人為某事要向我道謝，如果他只送禮物的話我會非常生氣。

因為光送禮物是不能送出氣的。

既然如此，倒不如什麼都不要送，只要在需要的時候幫幫忙就行了。

但是，最近光送禮物做為道謝的人似乎很多。信都不寫，唐突地送些仙貝、香皂等的東西做為禮物，不是讓人覺得很不夠誠意。

曾擔任本會副會長的東野公一先生，是位事業有成的實業家。他若要送禮時，一定親自跑一趟，送到家。

萬一辦不到時，也一定會先打電話道謝，禮物隨後才送到。

如此設想周到實在令人感動、佩服。就連我也上了一課。

只要送氣就能敏感地查覺對方的變異

再說，若有天天送氣的心意，說來或許你不相信，萬一對方有什麼異變，即可馬上查覺出來。

在我的生病經驗談中也曾說過，從小我就有強烈的第六感，尤其在開始氣的修行之後，就變得更加敏銳。

記得那是發生在外子到紐約指導氣的修行時，所發生的事。

當時的兩個月裡，我總覺得怪怪的。

打電話問他有沒有發生什麼事時，他也很有精神地回答沒有。

雖然如此，但我仍穩不住心，總有不好的預感。不過聽到他的聲音挺有精神的，我也就放了心。

等他回來時仔細打聽，才知道他到紐約的頭一天就遇上了小偷，被旅館的服務生給偷走了一個二十四K金的領帶夾，和一隻金錶，合計約三百萬元日幣的東西。

我聽了之後嚇了一跳，連忙問他：「那你為什麼不和我說？」沒想到他竟然回答我說：「妳只問我『身體好不好』，我只好回答『我很好』。妳看，我的身體不是好極了嗎？」一點都不在乎地這樣說著。

不過，花錢消災，這麼一想，我也就放心，鬆了一口氣。

之後，又有這樣的事。

有一次，我和外子把小孩留在東京的家中，兩個人去了栃木的家。一到栃木的家，第六感立刻告訴我「不對，小孩好像發生了什麼事」

我總覺得孩子身上好像發生了什麼不好的事。

當時雖剛抵達，但我仍和外子說：「對不起，我還是不放心東京的家，所以我要回去了。」說完，連打個電話問問的時間都省了，急急忙忙地就回東京的家。

一回到東京的家，果然不出所料，孩子發高燒到三十九度，躺在那邊呻吟。

我問他：「為什麼在我們離開時不說呢？」

孩子一臉驚訝的回答：「我以為睡一覺就會好。不過，媽媽妳為什麼會知道呢？妳的直覺真靈。」

除此之外，當外子昏倒時，也是我靠直覺發現，還有當小孩受傷時打來的電話，我光聽到鈴聲，就可感覺出「發生什麼事」的異常感。

這一切，並非說是我有超能力或特別的力量。

而是因為我能抓住對方的氣，才能查覺到的。我想要說的，就是修行氣之後，可以使你的感覺變得更敏銳。

一旦有「面對危險」或「生了病」的狀況時，你會發覺對方送來的氣變得比較強烈。

只要你經常張開接收對方氣的網，在緊要關頭時，你就能馬上抓住這個緊急訊號。

常聽人說女人的直覺比較敏銳，其實我也認為這是女性與生俱來的本能。

我們會裡的會員也常說：「自從開始學氣之後，直覺變得敏銳許多」或者「我的預感常常很靈驗」等的話。

這話題雖然離夫妻關係有點遠，不過，對於上述的現象，我確信凡是女性，只要能經常意識到氣，就能真正了解其中的感受。

氣也能解決先生的外遇

說來奇怪，磨練這樣的能力之後，也能識破先生的外遇。

如同映在水面中月亮的碎影一般，隨著水面的平靜而能清楚地看出原來的形狀。人也是一樣，心若能穩定，就能看見從前看不見的東西。

也不是說我家從來沒發生過什麼事，不過，若碰上丈夫有外遇，真的會讓人眼前一片漆黑。

但是，那種時候，就需要靠正面思考來渡過難關。

首先，若發現丈夫有外遇時，最好還是假裝成不知道比較好。因為發現先生有外遇的太太們，都會皺著眉、苦著一張臉在家裡等著，如此一來，先生就更不願意回家了。

只要能維持充滿正氣，使先生容易回來的家庭氣氛，我想，先生最後仍會發現「還是家裡最好」的。

以下，是某名實業鉅子之妻的故事。

她大概知道先生有外遇的事情，但很了不起的，什麼話都沒說，假裝沒發現。可是，某天她替夜歸回來的先生換穿衣服時，發現內褲是翻過來穿的。

這位太太忍不住說道：「啊！老公，你的內褲怎麼穿反了？」

她先生可能心裡非常不好受地說：「那妳洗衣服時再把它翻過來就行了」，說完轉身就去睡了。

那晚，睡夢中的他忽然發覺太太竟坐在床邊。

「老公，我有話想和你說。」這位太太以異於平常的態度說道。

於是，她先生起身臥坐，心想「該來的終於來了」。

然而，這位太太一點都不抓狂，反而用非常平穩的口氣斷然地說：「你在外面怎麼胡來，我都睜一隻眼閉一隻眼也就算了。和你結婚這二十多年來，我一次都未曾把你的內褲倒翻過來。你剛才所說的話，對做妻子的而言，是一種難以忍受的侮辱。若不收回剛才的話，我們就從此一刀兩斷，離婚算了。」

她先生大吃一驚，因為到目前為止從未說過一句話的她，竟然全部都在掌握之中。

據說，她先生當場跪地謝罪。

也聽說從此之後也和那個外遇的女人一刀兩斷，不再見面。

這實在是一位令人欽佩的太太。

一般人在面對丈夫外遇時，總是又哭又鬧，但這些都是負面的方法。因為哭鬧只會使得事態更加嚴重而已。

只要能釋出氣，並冷靜的應付，任何危機都可迎刃而解才對。

冷淡的夫妻關係也能靠氣而重燃愛苗

雖然是經由熱戀而結為夫妻，但在長年相處之後，彼此的熱情開始冷卻，也有可能產生難已修正的分裂。

外子在洛杉磯教授合氣道時，其弟子服部先生請他去家中做客，並為他們做夫妻關係的輔導。

服部先生表情嚴肅地說：「我和我太太是戀愛結婚的，或許是膝下無子，兩個人漸漸合不來。雖然沒有惡言相向，成天打架，但一回到家，彼此都覺得很沒意思，最後終於決定要分手。」

他還說，自我反省之後也覺得這樣做不對，而到附近的廟裡打坐。

然而，坐在滿屋香味縈繞、擊鐘敲木魚的地方，一定會更加做出負面的決定。若以那種負面狀態回家，當然就只能看到妻子的缺點。

不久之後，看到外子教授合氣道的看板，就報名參加了。

服部先生說，在學了外子所主張的「氣的釋出法」之後，整個人變得非常開朗、生氣蓬勃。但是一回到家裡，卻又故態復萌，恢復已往鬱悶暗淡的心情。

外子想知其因，遂問了夫妻雙方的意見，由服部先生說道：「我每天都要上班，不可能成天都高高興興的，還要去做煩人的事情。好不容易下了班，拖著疲憊的步伐回到家，卻看到她哭喪著一張臉出來迎接我，當然我心裡就更加的不高興了。」

服部太太立刻反駁道：「咦！我在家也沒閒著，從早到晚忙著做家事，而你卻好像只有你一個人在辛苦地工作，滿臉不高興的回來，實在令人受不了。」

外子當機立斷地說：「這是做先生的不對！」

服部先生不高興的問道：「這是為什麼，我雖然不對，但她也有要改進的地方。」

外子卻說：「不是這樣的。我不是已經教給你氣的釋出法嗎？而你也確實在道場中釋出氣，經常面帶笑容。可是你回到家後卻不釋氣，所以這不就是你的不對嗎？」

服部先生聽了無言以對。

不過，外子又說：「可是現在服部太太也在場，聽到了關於氣的釋出法的事情，所以下

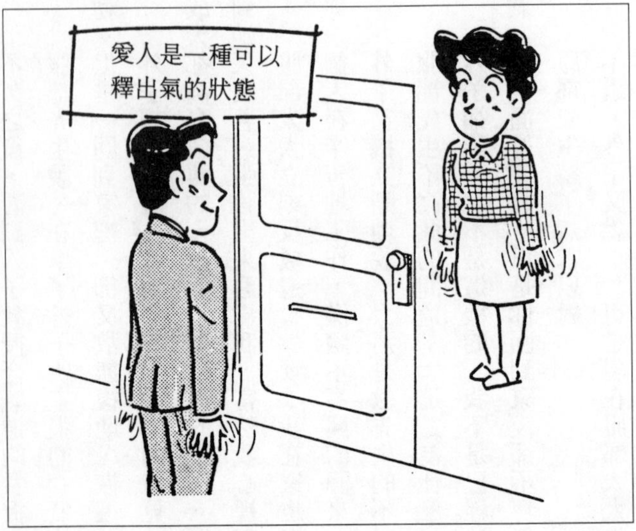

次還這樣的話，就是兩個人都錯了。」

說著，外子也教給他們以下的方法。

「首先，先生下班回家後，先在玄關處揮揮手，和放鬆時的站法相同，等到做了十秒之後，再開門進屋。」

因為如此一來才能釋出氣，以正面的狀態進入家門。

接著，又轉頭對服部太太說：「妳也是一樣，當聽到先生回來的腳步聲時，先揮揮手，不管心中有多少話想說都先擱置一旁，在先生回家的那一刻，要微笑地迎接。至於心中的抱怨，則待會再說。」

因為看到笑臉盈盈前來迎接的人，是不可能對他發脾氣的。

似乎這個方法滿有效的，不久之後，夫妻倆又恢復到如同婚前的情侶般甜蜜相處。

因為愛人就等於是釋出氣的狀態。

而夫妻關係的冷卻，就是因為氣萎縮的結果。

若想修復冷卻的夫妻關係，首先要做的，就是釋出氣，呈現出正面狀態。

只要誰發現，誰就能釋出氣了。

不管有多麼心煩的事情，太太在先生回家的那一刻，一定要笑臉迎接，絕不可以愁眉苦臉的。

因為若以回到家就看到一張不高興的臉，先生就更不想回去了。反而就到附近的店裡喝上一杯，或者做些別的事去了。

即使有些勉強，但在回家的那一刻，請保持一張笑臉。

因為你的笑臉，是維持家庭氣氛愉快、住起來舒服的基本要素。

發現對方的缺點時，同時也要檢查自身的缺點

但也不是說和任何人都要勉強地去維持彼此間的關係。也有反而是彼此分開比較好的夫妻。

像一些意志薄弱、做什麼事都沒耐性的男性，我就覺得他們不適合結婚，做人家的先生。在那種的情況下，我反而會勸他們說：「你們還是分手吧！這樣一來對彼此都好。」

不過，常有人在分手時聲淚俱下地說：「我的人生究竟算什麼呢！讓我回到十八歲的青春少年時！」這實在是天大的笑話。

不管妳先生有多麼的差勁，在分手時，都要替對方想一想。

當有人向我哭訴「叫他還我十年的歲月」時，我也會說：「可是，妳也一樣要還給對方十年的歲月，不是嗎？」

因為一旦結為夫妻，就無法分得清清楚楚說誰是被害者，誰是加害者了。

當然，也包含我在內，人們總是仔細觀察別人的腳邊。

別人的鞋子一髒，馬上就看得一清二楚，而自己的鞋子髒了，卻總是未能查覺。人的缺點也是相同。

因此，當你再看到別人的鞋子髒了的時候，同時也要檢查一下自己的鞋子。

不管怎麼說，夫妻關係是所有的人際關係中最基本的一項。

所以應該建立經常為對方設想，彼此和好相處的夫妻關係。

體驗者手記

從痛苦的鞭打症和C型肝炎中解脫出來

松井一浩　四十歲　上班族　栃木縣人

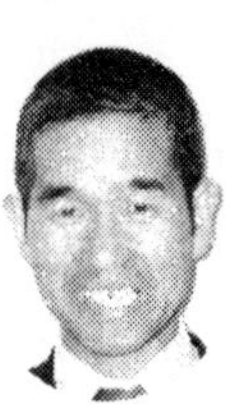

一九九二年的四月，在我開車途中，被後面的車追撞，使我得了鞭打症。常聽人說：「鞭打症好痛苦！」這除非親身體驗過，否則很難了解其中的痛苦。

脖子是首當其衝，就連手腳也痲痺不能動彈，簡直不像是自己身體的一部分。嚴重時，連在端著碗吃飯時都無法感覺「自己在端著碗」。當然，也不能上班工作，因此請了二個月的假在家休養。

醫生說：「脊椎骨的曲線完全彎曲成相反的方向。」只能靠時間慢慢恢復。若是過於嚴重的話，就只好開刀動手術。

所謂的手術，是指將肚子剖開，從中把彎曲的脊椎再彎回原狀。我雖然不願意，但為了早日恢復原狀，別無他途，因此心中十分悵然。

就在這個時候，一個接骨院院長的朋友介紹給我「氣的研究會」，並說：「這比我們醫院好許多。」

且又說：「你不妨當做是受騙般的，去試試看吧！」於是，我真的以一種會被騙的心情，去了氣的研究會。

頭一次是由都築先生為我做氣壓術，當時覺得非常舒服，以前動都不能動的脖子，也能左右搖擺一次。

接著，我的身體也開始暖和起來，即使在回家的途中也仍然持續著。擺動著變得輕鬆舒服的脖子時，我心裡不禁想著：「怎麼會發生這樣的事情？」竟有種似乎被魔力迷住的迷惑感。

隨著實行氣壓術的累積，手腳的痲痺感已漸漸減輕，到了第四次，就完全消失了。

除了鞭打症，我還有一個相當困擾的毛病，那就是C型肝炎。那是在前年捐血時才被發現的。

在那之前總覺得有些累，且工作結束之後，已經累到沒有回家的意願，當時我就覺得很奇怪，後來才知道是肝臟出了問題。

關於C型肝炎，我很早就有去看醫生，只是我不喜歡醫生所開的藥，每次都喝不下去，所以恢復的狀況不盡理想。

但到了「氣的研究會」之後，聽說「學習呼吸法可改善新陳代謝，對肝臟有好處」，於是，我心想：「好吧！我也來試一試！」於是興起了挑戰病魔的鬥志。

到公司上班，單程需要三十分鐘左右，因此我利用這來回一小時的時間練習呼吸法。

開始實施呼吸法之後，身體的狀況就變得比較好，曾經滿肚肥腸的我，也減輕了十二公斤，感覺身體變得輕盈許多。

我每個月都要到醫院接受一次的檢查，在實施呼吸法之後，數據不斷的改善。五個月之後，也就是去年的十二月，醫生終於說：「你已經痊癒了！」

不過，我也不太好意思告訴醫生，在這一段時間我都沒吃任何醫院所開的藥。

在去過「氣的研究會」之後，很多人都對我說「你變了！」本來容易心浮氣躁的我，為一點小事都可能大動肝火。但在學習氣之後，每次要發脾氣時，心裡也都能想著「等一等」，接著開始數起「一、二、三、四、五」來。如今，我也能常保持愉快的心情過日子，這實在是非常的難能可貴。

現在，我已經成為一個狂熱的氣迷，遇到每一個人，都會向他們推薦「氣的研究會」，並勸他們抱著「可能受騙」的心情去試試看。不久前，我也介紹了一位因腳痛而不能打坐的老奶奶去試試看，沒想到她高興地告訴我說：「這是我二十年來第一次可以打坐。」

另外，我本身也為一些肩膀酸痛，或者睡覺時落枕的人實施氣壓術。大家都很高興地告訴我：「哇！好舒服喔！」

如今回想起來，心裡竟有種「若是早點知道氣的話，不知有多好！」的感觸。至少在五年前也好……。因為在三年前母親因不明原因而病故，若是在那個時候就知道氣的話，說不定……。

由此可知，和氣的接觸，對於我的人生有著何其大的影響。

第四章　改善人際關係的自我控制術

▼只要知道這些就不用再為與人交往而傷腦筋

和討厭的人技巧的交往法

在辦公室中和同事的相處，與人交朋友等的人際關係，基本上和夫妻關係、親子關係等是相同的。一言以蔽之，就是要釋出氣，以一種正面的態度和對方相處。

然而，在和同事及鄰居的交往中，即使是和自己不投緣，甚至惹人厭的時候，也要技巧的繼續交往下去。

一個人若和自己喜歡或投緣的人交往時，是不會發生什麼大問題。因為喜歡、投緣，本身即是一種釋出氣的狀態。

問題在於如何和不投緣，惹人討厭的人順利交往。

一個人總有幾個討厭或敬而遠之的朋友。

比如說一想到：「啊！真討厭！今天又要和那個人見面了！」一大早悶悶不樂的情形。

如此一來，只好盡量只看對方的優點而與其交往，別無他法。

即使是非常令人討厭的人，至少也有一個優點吧！

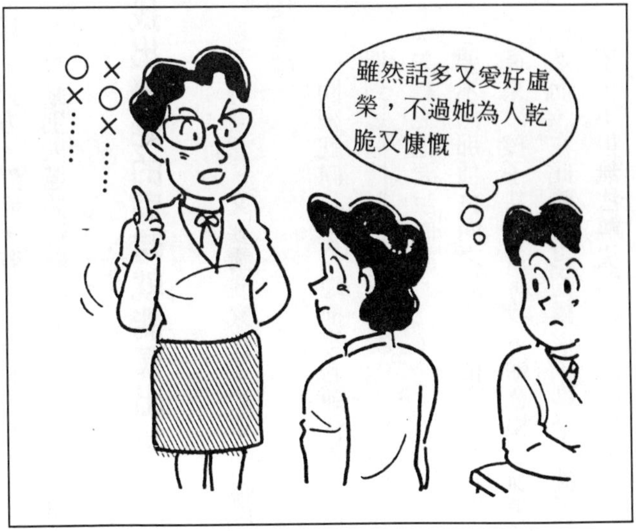

你不妨在腦中想想看：

「K小姐脾氣很大，虛榮心又強，但為人很乾脆」或者「他很多嘴，又不可理喻，不過個性很慷慨」等等。

假如那個人十項優點中找不出五個，至少也有二個吧！你再努力找找看。

或許會有人這麼想：「我又不是什麼聖人君子，要我去找出討厭的人的優點，想都別想。因為令我覺得討厭的人，全身上下都是缺點。」

如果你的心裡越是想著：「那個人真討厭！真想離他遠一點！」那麼就越累積負面的情緒。而毫無疑問的，這種負面的情緒，也會傳給對方。不論是正面的氣或是負面的氣，都會傳染給對方。然而，若送出負面的氣，吃虧的仍是自己。

討厭別人還要吃虧，這樣多划不來，因此還是以正面之氣交往比較好。

找出優點的同時就能釋出氣

不好意思，又要講我家孩子的事。記得孩子在唸中學時期，有一段時間不喜歡自己的級任導師。

一回來就向我不停地抱怨老師有多討厭。

遇到這種情形，我不會說：「你不可以說老師的壞話！」而是說：「嗯，嗯，原來如此。」先聽完他要說的話。

要不然那種負面之氣會存積在他的心裡，還是先讓他一吐為快比較好。

後來，孩子甚至告訴我不願意和老師說話，想要轉學。

然而，在此時若真的讓孩子轉學，就可以解決問題了嗎？

不，不但無法解決問題，甚而孩子到任何學校都會說級任老師的壞話。

在聽完孩子的抱怨之後，我這樣告訴他。

「我很清楚你有多討厭這個老師，但是，我希望你也能聽進媽媽的一句話。你很能找出老師的缺點，難道卻找不出他任何一個優點嗎？希望你從今天開始，試著找出老師的優點，即使是一個也可以。那時候再談轉學的事，也來得及。」

孩子聽了之後，似乎有些不服氣。然而經過一個星期之後，孩子卻跑來向我說：「那個老師做事中規中矩，任何事都做得井然有序。而且令人感到意外的是他很親切。」

姑且不論對老師竟然說「令人感到意外的親切」，當初只希望他能找出一個優點就好，現在竟然找出二個。

其實，只要有心找出一個人的優點，對於那個人的接觸方式，也自然有所不同。這是因為已釋出氣所致。

只要是有釋出氣的人際關係，就一定能進展得很順利。

說來奇怪，本來我兒子是非常討厭這個老師的，但從此之後，絕口不提「想轉學」等的話。而且，更令人感到有趣的是，我兒子在畢業之後，仍然和這位老師保持聯絡。

如果心中討厭一個人或憎恨一個人，自然而然就會陷入一種強烈的負面狀態中。

當然，我們無法和每一個人都成為好朋友，一定會有些令人討厭和不願意相處的人。這時候若能轉換自己的想法為「討厭別人就會讓自己吃虧」的話，就能儘量減少負面的狀態了。

生氣就是浪費氣

像我先生就很少生氣。

即使有人向他說了些不禮貌的話，他也能泰然處之地說：「我怎麼能和他一般見識而生氣呢！那不就使自己陷入負面狀態而吃虧了嗎？為了這種人而浪費氣實在太可惜了。」

原來，陷入負面狀態中，就代表是氣的浪費。

如果生氣，或討厭一個人，要浪費多少的氣，這實在是一種「大大的損失」。

雖然說是不要生氣，但也不是「什麼事都要忍氣吞聲」。

有時候，也必須回敬對方一句話。

例如，我在孩子的管教一章中曾說過，要能冷靜不動氣地和孩子說理。

此外，也有在公車中踩了別人一腳而不道歉的人。

這時候，我就會對他說：「你剛剛踩了別人的腳喔！踩了別人的腳至少該道個歉吧！」

就因為如此，我的孩子不太喜歡和我一起出門。

他們或許會覺得為什麼什麼事都要實話實說呢？

但我覺得有什麼話還是實實在在的告訴對方比較好。

上一代的人接受的是相同價值觀的教育。因此有些話不用明說，彼此也能互相了解。

然而，現在所實施的是多樣價值觀的教育，因此培育了各式各樣的人。所以若未說出自己的本意，別人當然就不能瞭解。

當然，也有人會說：「我那敢這樣說。」如果是這樣的話，最好趕快把這件事忘了，為了這種人而生氣，使自己陷入負面狀態的話，多划不來。

當自己生氣時，不妨在心裡小聲發出「噗」的一聲，把對方給吹走。

這非常有效喔！因為，如果你心裡覺得把對方給吹走了的話，就不會再生氣了。

我也經常用這種方法吹走許多不愉快的事，甚而將它忘得一乾二淨。

不過，最重要的，是要讓自己心中不再囤積負面之氣，並且不要讓自己陷於急躁不安的情緒中。因為如果囤積許多負面之氣，一定會使自己也生出病來。所以最好不要囤積負面之氣於心中。

對於負面狀態的人給與正面的轉換

我們不但要自己切身實行，對於陷入負面狀態的人，我們也要儘可能的使他們轉換成正面狀態。

常聽說有人一有空就開始說別人的壞話。這種人一定是生活於充滿抱怨與不平之中。然而和這種人接觸時，也常會困擾於被他們「傳染」負面之氣。在和鄰居打交道時，有時也會覺得很難進行，因為如果向他們說：「我們不要說別人的壞話吧！」反而會成為受攻擊的對象，被說成：「那個太太很會裝腔作勢喔！」遇到這種情況我就只會邊聽邊說：「喔！是嗎？」不過，我只是聽聽而已。

我才不會回應他說道：「對呀！我有這麼覺得，那個人好過份喔！」

因為這種人只是想要一個說話的對象，你只要在一旁聽聽就行了。

但是，如果你聽了對方的抱怨之後，還能對他說：「或許那個人有什麼難言之隱吧！」或者「他還是有些長處的，比如說是……」等，使對方多少能轉換成正面的狀態的話，那就更好了。

不過，說得容易，做起來可就難了。

體貼地包容對方的缺點

沒有一個人是沒有缺點的。就連我也是個滿身缺點的人。

如果你專找別人的缺點，別人也會相同的只看到你的缺點。

只要你能先找出對方的優點，並包容對方的缺點的話，你也就漸漸地看不到那個人的缺點了。舉自己的親人為例，還真有些不好意思。我有一個親戚簡直是個極端負面的人。個性乖僻又善妒，而且經常發脾氣。

有一次，外子買回夏威夷的土產當禮物分送給大家。因為蠻稀奇的，所以想請大家嚐嚐看，當然，也有準備那個親戚的一分。

送的時候，我們就先說了：「因為味道很特別，妳不妨先吃吃看。若吃不習慣就留下來也沒關係。」沒想到對方吃了一口後竟說：「哇！好難吃！」

這是我們特地從大老遠帶回來的禮物，若吃不慣，應該婉轉地說道：「對不起，有點不太合我的口味。那我換另外一種好了。」為什麼就一定要這麼直接的回答呢？此外，她還有一個口頭禪，就是「我的運氣不好」。

她總是說：「妳的命真好，身旁有那麼多人在關心照顧妳。」充滿許多不平與抱怨。如果和她一見面，就要聽她抱怨這、抱怨那的，開口閉口全是負面的話。

像她這樣經常抱怨，充滿負面之氣，當然運氣會越來越不好。

像「運氣不好」這樣負面的話，千萬不要隨便說出口。

如此令人感到困擾的人，就算我多方研究對策，希望能使她轉換成正面思考，其效果也多半不彰。

這是因為負面意識已在她的潛意識中根深蒂固所致。

只是她每次和我講話時，我都只「喔！喔！」的回應。

不過，到了最近她好不容易才在我的面前不再說別人的壞話。而且在我面前也漸漸地和顏悅色起來。單就此點，對她而言，已經是重大的改變。

包容對方的缺點對我而言，也是一種困難的磨練，不過，這樣做的話，也算是一種自我的成長。

和專門反對的人之間的技巧交友法

我覺得負面意識的力量是非常強勁的，能夠輕易地傳染給周遭的人。

我長期擔任母姊會的幹部。有一次，說是要舉辦幹部的慰勞會，因此將全體幹部聚集一堂討論。最後歸納出要在一流的飯店中舉辦，好好地慰勞大家一年來的辛勞。

平常，大家為了母姊會的活動忙得不可開交，而且又是家庭主婦，所以幾乎沒什麼機會上飯店。

因此，我覺得以此來慰勞大家的辛勞，是一個非常好的構想。

幾乎所有的人也都贊成這個提案，眼看就快要通過決定時，突然有一個人說道：「既然是學校的例行之事，在學校的餐廳裡舉辦不就得了。」

「哇！有人提出反對的意見！」當我心裡這麼想著，並採取觀望的態度時，有人提出「在飯店舉辦太奢侈了！」這樣的意見。

至此，本來支持「在飯店舉辦」的人，紛紛改變口風說：「說得也是，在飯店舉辦真的是太浪費了！」結果，舉辦的場地最後決定在學校的餐廳，而不是在飯店，完全推翻當初的提案。

在我覺得，哪裡舉辦都可以，正高興於討論出結果，愉快的回到家之後，卻接到剛才贊成在學校餐廳舉辦慰勞會的太太們打來的電話。她們說：「還是在飯店舉行比較好。學校的餐廳實在太簡陋、沒意思了。」

會加入母姊會擔任幹部的太太們，都是有錢人的太太，會這樣想也是理所當然的。

可是，這可說是負面意識的威力，在當時的氣氛之下，很容易就被反對的聲浪所吞噬。

我問她們為什麼當時不這麼說，她們卻回答：「因為不想被說成浪費，所以才語為之塞。」

又不是別人出錢，而是自己掏腰包，何來奢侈可言。可是，在「奢侈是負面」這種固定觀念之下，才會無話可說的吧！

說起來，這種在哪裡舉辦慰勞會的事情還無所謂，不過，一旦要決定某事時，一定會有人提出負面或反對的意見，這時，我就覺得有些吃不消了。

可能是為了反對而反對吧，對大家所說的提案若不提出相反的意見，似乎就是和自己過意不去一般。我想這種人的潛意識中，負面意識一定是根深蒂固的吧！

最後，我先發制人，讓這些專門唱反調的人擔任幹事的職位。

因為若是自己擔任匯集大家意見的職務時，就不能再唱反調了吧！

沒想到這一招非常有效，從此之後，在做意見的討論及調查時，都輕鬆、順利許多。

怒罵部屬也扣不了的他的心弦

在工作時，常會有不得不警告年輕人的時候。此時，會看到所謂的魔鬼課長把年輕人叫來排成一列，開始大聲責罵起來。

我在育兒法的那一章中也講過，把部屬叫來排成一列並亂罵一通的上司，可說是最差勁的上司。因為在盛怒時，根本釋不出氣，所以就不能敲動對方的心弦。

「你們這群傢伙，這個月的業績在搞什麼！」即使你這樣罵他們，也無法使下個月的業績好轉。

因為這樣的做法不過是在誇耀自己的權限罷了。若有話想說時，不妨先穩住心於臍下一點，再以釋出氣的狀態來說服對方。

最近增加了許多女性的主管。

其中有些人將自己是女性的自我意識過度膨脹，擔心「被別人看輕」等的原因，而比男性主管罵得更大聲、且更易發怒。然而，這是不應該的。

身為上司，應有當上司的寬容肚量。

若要遊說對方，必先釋出氣。即使萬一氣上心頭怒罵了對方，事後還是要道歉，說句「對不起」才行。

或許有人會覺得像這樣的道歉有損上司的顏面，然而，道歉是不會失去尊嚴的。反而會被認為「這個人很不錯，人品很好」而受到尊敬。

其實我也常對人咆哮。例如說是有一件要事急著做，而大家的心卻散亂、步伐無法一致的情況。

此時，與其個別開罵，倒不如把全員叫齊訓斥一番，才能收其凝聚之效。

而我也只有在凝聚全員共識時，才會大聲責罵。

因此，我是不會針對個人開罵的，大部分都是五、六個人一起被罵。

被我罵的人也因為不是自己一個人而已，所以能安心地聽著。

當然，在我罵完了之後，也不會忘記向他們道歉，說聲：「對不起，這麼樣地罵大家。」

被人討厭時在心中仍希望與他成為好朋友

被別人討厭，是一件悲哀的事。

或許不到被人討厭的地步，但有時候會做出一些讓對方生氣的事。

這種時候，不要自以為是地覺得：「啊！那個人生氣了！」或者「真討厭！」等。因為如此一來會把負面之氣傳送給對方。

此時，應暫時擱置一旁不管它。因為若勉強地想彌補彼此的關係，反而會讓對方退避三舍。

過了不久之後，再由心中向對方輸送正面之氣，如「這個人對我而言是非常重要的」或者「我要和這個人和好相處」等。

只要這麼想就行了。你的氣一定可以傳達給對方知道。

說不定也有人這麼想：「被那種人討厭也罷，我才懶得理他！」但如果這個人是辦公室的同事，或者是鄰居，天天都要見面的話，彼此討厭來討厭去的，終究是一件吃不消的事。這種向對方輸送氣的方法，對於初次見面的人，也非常有效。

你不妨向他輸送氣時心裡想著：「我想和他交朋友，可惜沒有機會」。只要你如此先輸送正面之氣，對方必定會有所回應。

怯生的人也是一樣。

有人會說：「我這樣怯生的個性，容易被人誤會。」其實，這樣的人不必勉強地去討別人喜歡，只要在心中想著「我想和你做朋友」並輸出氣就行了。

利用氣解開怕看牙醫的心結

雖然我寫了很多關於「不要生氣」等的事，事實上，我是個容易發脾氣的人。說來挺不好意思的，那就是我很怕去看牙醫。

一聽到那種「嘎！」磨牙齒的機械聲音，我就會頭皮發麻，整個腦袋裡都是轟轟的聲音，簡直想撲向醫生大叫一聲「住手！」

我是屬於那種與生俱來脾氣就比較暴躁的類型，因此我很容易怒上心頭，大罵年輕人。例如在工作時，對方沒有禮貌、或是未交出報告等，都會讓我不知不覺中大發雷霆。

每當發完脾氣之後，才反省道：「啊！怎麼又犯了！」然後才心平氣和地向對方道歉，說句：「上一次真對不起，我的話似乎說太重了。」接著，再冷靜地告訴他：「不過，你這個地方也確實需要改進。」

每次都是這麼做。我反省之所以怒火中燒，實乃因自己仍未修練成氣候，從此更努力地將氣穩住於臍下一點。所以，我也仍在修練中。

不過，值得高興的是我最近很少動怒生氣。

自從領會穩住心於臍下一點之後，也變得有勇氣去看牙醫了。

我到三十歲之前，都沒有看過一次牙醫，因此臼齒已掉了六顆，吃東西時都不能充分咀嚼，使得胃不好。到了最後，實在沒辦法，一定得去看醫生時，心裡就抱著「姑且相信穩住心於臍下一點會有效」的心態去試試看。

在候診室，我就開始做呼吸法，並努力穩住精神，漸漸地使自己冷靜下來。說來奇怪，當我以這樣的狀態接受治療時，竟然不再有想撲向醫生的衝動，而能好好地接受治療。

就這樣，好不容易才把全部的牙齒治好，經過三十年的累積，那一次診療的費用高達日幣一百萬元。

我也常和外子開玩笑說：「嫁給你最大的受益者，是我的牙齒。因為和你在一起之後，我才敢去看牙醫。」除此之外，連我亂發脾氣的個性，也有驚人的改善。

實際上，也有醫生將氣引進於牙齒的治療中。

那就是九州的松本醫生。他聽了外子在九州時的演講之後，開始從事於氣的研究。

這位醫生的作法是讓患者一方面穩住心於臍下一點，一方面再為他做治療。

結果獲得不錯的評價，患者認為「不可思議，一點都不痛，即使拔了牙之後也不痛，而且傷口癒合得很快。」

此外，也有醫生將外子所傳授的氣的療法引進於打針。

記得在外子某次的演講會上，有位醫生問道：「患者都說我打針很痛，獲得如此不好的評價，其問題到底出在哪兒？」

外子聽了之後就問他：「你是怎麼替患者注射的呢？」這位醫生回答說：「如果患者盯著打針處看的話，我會告訴他這樣子一來會覺得更痛，不妨把頭轉向一邊去。」

然而外子卻告訴他：「你的注射方法乍看之下很有道理，實際上是沒有道理的。因為當一個人被告知『不可以看』時，他就會更想看。若是只將頭轉向一邊，而心仍留在手臂上的話，一針下去會更痛。」

外子接著說道：「我建議你不妨這麼做試試看。首先讓患者注視要被打針的部位，接著讓他數一、二、三，在數到三的同時把頭別過去，然後才打針。因為如此一來，全部的神經在轉頭的那一刻，也全都跟著過去，打針時才不會感覺到痛。」

聽說這位醫生從此之後獲得打針不會痛的美名。

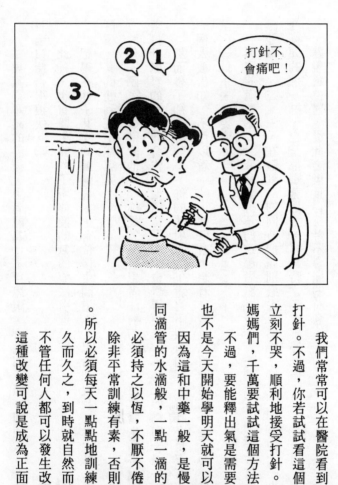

我們常常可以在醫院看到小孩哭著不願意打針。不過，你若試試看這個方法，小孩就會立刻不哭，順利地接受打針。如果小孩還小的媽媽們，千萬要試試這個方法。

不過，要能釋出氣是需要自我控制，所以也不是今天開始學明天就可以學會的。

因為這和中藥一般，是慢慢生效的。也如同滴管的水滴般，一點一滴的改變自己。

必須持之以恆，不厭不倦地每天實行。

除非平常訓練有素，否則根本釋不出氣來。所以必須每天一點點地訓練。

久而久之，到時就自然而然地釋出氣了。

不管任何人都可以發生改變。

這種改變可說是成為正面思考的人。

一個人只要能平心靜氣，就可以每天過著快樂的日子。只要釋出氣正面地活下去，人生必定很快樂。

體驗者手記

兒子的再生不良性貧血症透過氣的學習開始復原

道澤惣一朗　四十五歲　東京都人　經營公司

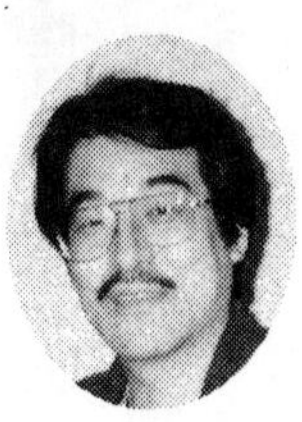

『特發性嚴重再生不良性貧血』。這就是十二年來未曾生過病的兒子，所受到病魔襲擊的名稱。

在一九九三年一月二十日所做的診斷結果是——

・紅血球　二百三十萬（正常值五百萬）

・白血球　二千四百（正常值四千至八千）

・血小板　七千（正常值十五萬至四十萬）

這早已超過重病，呈現出「病危」的狀態，甚至醫生也宣佈「只能再活三個月」。後來才知道，原來再生不良性貧血症也有分等級的，而我兒子是屬於情況最惡劣的一個等級。

當天立刻安排住院，並開始依賴輸血維持性命的日子。他流鼻血、眼底出血、高燒不斷，這種情形簡直像是一場惡夢。

這種病被認為最有效的治療方法之一，就是骨髓移植。

只要白血球的類型（HLA）吻合的話，就可以移植，然而，能找到吻合的類型是很困難的。即使是兄弟姊妹之間，也只有四分之一的吻合率，由此可知，若是越無血緣關係，也就越難找到吻合的類型。

非常遺憾的是我的兒子是獨生子。父母親當然不用說，甚至連他的叔父、叔母們的血液檢查，都抱著相當大的期望，結果是沒有一個人能吻合，只好轉向骨髓銀行登記求助。不過，從無血緣關係者中找到能夠吻合的機率非常低，大概只有幾百分之一到幾萬分之一的機率而已。

在這種情況之下，幸好有種受到世界注目的瑞士來的治療藥（ALG抗淋巴球蛋白），準備用在我兒子的身上。除此之外，還採用造血因子療法（G—CSF）、Methyl Prednin大量療法以及靜脈輸注濃液（Ciclosporin）等的治療法。

雖然這樣的藥量對一個十二歲的孩子是重了些，但總覺得若用了這些治療法，就對明天有希望。

但是，眼看著仍不斷接受輸血的兒子，心裡不禁焦急地祈求上天，希望能早點看到治療的成效。

後來，我認為不應該只靠著醫學的治療，身為父母者也應該盡一些心力，做一點事才對。就在那時，我忽然想起曾在報上看到一則有關「衛生署認可之『氣』」的報導。

我連忙撥了通電話到衛生署，他們告訴了我「氣的研究會」的聯絡方式。我很快地撥了通電話去牛込的研究會，結果由一位大塚老師接聽了電話。那時我以病急亂求醫的心態向他說了我兒子的病況，結果他告訴我說：「還是先試試看呼吸法吧！」當場就教我如何保持呼氣與吸氣間的間隔。

由於老師誠懇的教導，使我深受感動，開始有了「說不定可以治好」的希望。

我立刻回到醫院，向臉色蒼白的兒子說：「你的病由爸爸媽媽和你三個人一起同心協力來治好它。為此，爸爸和我要去學『氣』。我先教你呼吸法，你試著做做看。」

當天，孩子就開始實施呼吸法。

這就是我一輩子也無法忘記和「氣」結緣的初識。

從此，我開始往返於氣的研究會。雖然一切都是新的接觸，但我抱著非相信不可的信念，整個人投入其中。

首先讓孩子做「無法彎曲的手臂」和「離不開的手」。沒想到孩子原本蒼白的臉龐，已漸有血色。

我告訴他：「你也要讓自己能夠輸出一股強氣喔！」孩子也點頭說好。

從那天開始，我為他實施氣壓術。氣壓的部位首先以造血的骨髓為中心，接著遍及全身。一聽說血液在脾臟有遭破壞的可能性，就氣壓脾臟，若和肝臟有關係，就氣壓肝臟。

我有顧不得別人在背地裡質疑「他們那一家人是不是在搞什麼奇怪的新興宗教？」每天每天一定都會這麼做。

在我回到家之後，會和兒子約好時間，大約從晚上九點半開始，和內人一起朝著醫院的方向，擺出他們教給我的姿勢，從心裡平靜地輸出氣。兒子在醫院裡，也平心靜氣地用全身來感受我們所輸出的氣。

經過了幾天，又到了輸血的日子。心裡想著孩子一定是躺在床上等著輸血，沒想到一進病房卻看到醫生和他正有說有笑。醫生告訴我說：「今天的檢查值升高，所以不必輸血。」

就在那個時候，我確信孩子一定有救，而我也傾全力來幫助他。

從那天之後，原本每隔二天要輸一次血，漸漸拉長為三天、四天、五天，到了五月二十二日以後，就完全不需要輸血了。

雖然接受檢查是一件很痛苦的事情，但是靠釋出氣而撐下去。其中，最大的鼓勵就是看到檢查值不斷的上升。

所下的工夫畢竟沒有白費，遽然發現很難出現的「巨核球」。當醫生在一旁指出顯微鏡下呈現出的巨核球時，一股難以形容的心情油然而生。

接著，終於在七月二十一日出院。在兒子住院的這半年多來，透過釋出氣而加強了他的生命力，也更深一層的引出藥效，呈現出驚人的恢復力。

此外，藉著遠隔療法，也帶給我們莫大的信心和愛心。

到了九月，孩子已可以回到學校上課。雖然他只算半個功能的學生，像體育課等還需要請假，可是他仍然充滿活力地去上學，還告訴我們說：「上學是可以補充能源的。」

其實，我們父子倆本來就屬於是開朗、樂觀的個性。

不過，正面思考仍是非常重要的。特別是血液的病症，只要能開朗、樂觀的話，就一定能治好。

一九九四年一月現在的檢查結果如下：

・紅血球　三百九十一萬

・白血球　五千

・血小板　七萬

有一次教導我氣壓術的比嘉老師曾告訴我說：「學氣是可以改變一個人的命運。」而我和「氣」的結緣，也確實讓我的人生起了變化。現在，當我工作完畢之後，也會替鄰居或熟人施氣壓術。對我而言，若是能替生病的人助一臂之力的話，會覺得很有意義。

但願今後能更鑽精於氣的研究，讓父子倆一起以正面思考來克服難關。

第五章　使生活滋潤復甦之「氣」的活用法

▼從飲食到美容都能廣泛的利用

氣也能活用於烹飪上

因為外子曾患大病，所以我對於飲食也下過一番工夫研究。

關於氣的烹調，其重點在於「多從食物中攝取氣」。

大體上而言，只要是活著的、生的東西，都含有氣。

所以，原則上要吃活的東西，不要吃死的東西。

當然，我不是說非得吃鯛魚等的生魚片不可。雖說生魚片是含有氣非常多的食物，但其他像是蔬菜、水果等都是屬於活著的食物。

我希望你們能把這些東西當作是烹調的材料。

而且要儘量選擇新鮮的材料。因為越是新鮮，就能含越多的氣。

例如，像是乾枯的菠菜，就已經損失了許多氣。

所以，對於氣的料理，要儘量把生的、活著的東西原狀不改地攝取。

此外，也不可以煮太久，因為氣會因此散失。

還有，像是食品添加物等原本就不屬於自然界的東西，最好盡量避免。
所以，我不管有多忙，買菜絕不假他人之手，一定會親自跑一趟。
而且，三餐也儘量是自己親手做。
「自己親手做」這一點是很重要的。
一位家庭主婦若能親手做菜，這代表著對於菜餚輸入氣。
固然吃館子也不錯，不過還是由媽媽所作的菜最能養一家人的氣。
當然，不一定是只有媽媽作，爸爸也可以。最重要的是作菜的人能輸氣烹調。

用很多蔬菜作的「氣的料理」

我們家的菜色中，幾乎有一半都是青菜。
四分之一是穀類，剩下的四分之一就是肉、魚、豆類等高蛋白的食物。
做便當時也是按照此原則。因此，這或許比一般人家的蔬菜分量多了些。
如果有四至五道菜，其中有三樣會是青菜。

我雖然說要儘量吃生的東西，但如果只吃生菜身體會受涼。特別是在炎熱的夏天，若是在開著冷氣的屋子裡吃許多的生菜沙拉，一定會拉肚子的。

所以，我通常都是用開水燙過。

用白芝麻、白味噌涼拌青菜，可說是我家的固定菜餚。我兒子常看了桌上的菜色一眼，即說：「又不是在餵雞！」由此可見真的是有許多的青菜。

然而，外子是在栃木縣鄉下長大的人，在其觀念中，青菜根本不算是一道菜，可能因此在他下意識中認為沒有特別去吃的必要。

因此，若是有菜有肉的場合，他就會只吃肉而剩下菜。

而且他還喜歡吃口味重的東西。任何菜餚一端上來，他試都不試味道就沾著醬油吃。如此一來，我刻意煮淡一點的美意也就泡湯了。

栃木縣在日本，是以腦溢血病例最多而出名。

一到冬天，從日光所吹來的風非常寒冷。雖然如此，但根本不開暖氣，所以家裡冷得像是要結冰。

據說北海道的人渡過冬天的方式很特別。固然外頭很冷，但是他們以雙重窗戶為禦寒之道，而且還烤壁爐，所以能夠溫暖地渡過寒冬。

然而在栃木縣，他們並不懂得過冬的方法，所以家中非常冷。結果，他們就以喝酒來驅寒取暖，但是因為天氣很冷，喝了之後馬上又會覺得冷，所以非得喝大量的酒不可。

而且在栃木縣，不容易買到新鮮的魚，所以大部分都漬鹽的鹹魚。而我的媽媽因為是愛知縣人，做的菜口味都比較淡。所以對於外子的味覺，實在是嚇了一跳。再加上他本身又嗜好杯中之物，所以隨時都有可能會腦溢血。因此我心想，在飲食上非有一番變革不可。

這就是我研究氣的料理之動機。

用心煮湯汁，即使淡一點也無妨

首先，外子在餐前喝一杯時，我會做醋拌菜、醬拌菜及一盤青菜等三樣菜，然後再為他斟上一杯酒。

因為肚子很餓，所以即使是不愛吃的青菜，也照樣會吃。

那時，我會刻意拿走桌上的醬油罐。因為外子是那種懶得喊一聲：「喂，怎麼沒有醬油罐！」而起身去廚房拿的人，所以也就這麼地吃了起來。

此外，桌上也沒有醃蔬菜，因為醃蔬菜含有過多的鹽分。

就這樣，等他吃完了青菜才端出主食。主菜也是儘可能地口味淡些。烹調味淡且美味的要訣，在於用昆布、柴魚、小魚干、蝦米等去熬湯。

此外，也要技巧的活用檸檬。

像我家就常買無農藥的加州檸檬，在做烤魚等時，就可以擠幾滴來吃。我有時也會用酸橘來代替檸檬。

如此持續了十年。

現在，外子也似乎能了解蔬菜原本的美味。

而且，即使桌上放了醬油罐，他也不用，這就是最好的證明。

聽說改變一個人的味覺要花上十年的時間。

如果有主婦正為了先生喜歡重口味而煩惱的話，不妨有耐心、持之以恆地來改變他。

少吃脂肪多吃高蛋白質食物

在氣的料理上，攝取高蛋白質是很重要的。

原則上，盡量吃新鮮的東西，或者是接近生吃。

在我們家，魚是主流而較不吃肉。先前說過，像是生魚片就是非常好的作氣的料理之材料。不過，儘量少吃像金槍魚等脂肪多的魚，最好改吃紅肉部分多的魚。

此外，也可以多吃煮魚或烤魚。

乾貨就不適合作氣的料理，最好少吃。至於花枝最好清燙過，蛤仔最好是用酒去蒸。

若要吃肉，就要用鐵網去烤，加上醋和蘿蔔泥一起吃，口感會比較清爽。此外，也要盡可能地挑選脂肪少的紅肉來吃。

將雞胸肉敲扁，沾著芥末醬、醬油和蘿蔔泥來吃，也別有風味。或者和蔬菜一起炒，煮成中國菜也不錯。

除此之外，納豆、豆腐、蛋等，都是應該多吃、含有豐富蛋白質的食物。

在我家，除非是小孩吵著要吃，否則我是不做咖哩和燉肉的。因為經過長時間煮的菜，都不是理想的氣的料理。

不管怎麼說，都是要以多攝取高蛋白質食物，少吃脂肪為最高原則。因為過度地攝取脂肪，會使得氣為之所塞。

還有，若吃得過飽，會使得身體懶得動，也無法用功唸書，相信各位都曾有過這樣的經驗。

在餐後，要躺下來，慢慢休息。

儘量多煮蔬菜的料理

在四十歲過半時，我忽然發覺到蔬菜的美味，也為此感到驚訝。

因為在這之前根本沒想過蔬菜是否美味，只是一心一意地想到對身體好，所以想盡辦法使孩子多吃綠色的青菜。

但是到了中年之後，才被蔬菜的美味所吸引，這才發覺這種美味的感覺，曾經是小時候的記憶。

記得在小時候，媽媽所做的菜幾乎都是蔬菜類。或許當時是糧荒時期而使母親不得不如此，但在那個時候，並不覺得青菜特別地好吃。

到了中年，若只是高蛋白食物是不夠的，因此自然地吃起青菜來了。

任何人在小時候都不會覺得青菜好吃。這是我養育二個孩子的經驗。

但等他們到了中年，或許也會回歸到多吃蔬菜的日子也說不定。

漢堡、咖哩飯、通心粉、炒飯等，據說都是小孩喜愛的食物。但是它們的青菜的含量卻很少。

如果你想要作這些料理時，可以多放一些蔬菜。

或許等到孩子們長大了之後，也就能夠了解蔬菜的美味了。

我家的小孩在長大之前，我都在飯裡加入麥一起煮。

不過，現在大部分都只有我和外子兩個人在家吃飯而已，所以就沒有加入麥了。

孩子的飲食習慣，可以影響其一生。

所以應該用充滿氣的飲食來健康地培育他們。

生水能養氣

現在，不同於上述的食品，還有一樣東西是我執著要求的。那就是「水」。

在養氣的涵意上來說，水是非常重要的。

但是，如果是煮沸過的開水放涼，或者是礦泉水的話，是養不出氣來的。因為煮沸過的水是死水。要能徹底地喝含有氣的生水才是關鍵。

我為了讓生水更美味可口，從一九六五年開始就裝了淨水器。在當時，淨水器仍剛上市，所以價格非常昂貴。我還記得那個牌子叫做「TAMANON」。

我會注意到水的美味，是由於發現用鄉下的井水所沖的即溶咖啡，比在東京用自來水所沖的普通咖啡還要好喝之故。

現在，無論是在東京的家或是栃木的家，都裝了淨水器，使家裡的人都能充分地喝水。沒錯，一天平均要喝個六至七杯左右的水。

說到死水，像是果汁類的飲料就可算得上是死水（現打的果汁另當別論）。

我絕對不讓小孩養成喝罐頭飲料的習慣。外出時，都會讓他們帶水壺。

因此，當時我孩子的夢想，就是能趕快唸國中，領到壓歲錢之後去買一瓶可樂把它喝光光。等他上了中學以後，也真的這麼做了，可是卻把肚子給搞壞了。

等到他們長大了之後，也覺得還是水最好，就不太喝罐頭飲料了。

應考孩子的飲食分量要減少些

除非是有特別堅固的胃，否則我認為替準備考試的孩子準備消夜，反而是在扯他的後腿。消夜和零食是因為三餐沒有吃飽，才會想吃的。

只要三餐按時好好地去吃，到了晚上應該讓胃休息，即使不再吃東西也沒問題。

像我就很少讓孩子吃零食。

而且，在準備考試時，必須更集中精神，用功準備才是。

再說，肚子有些餓時會有飢餓感，反而更能使唸書順利。

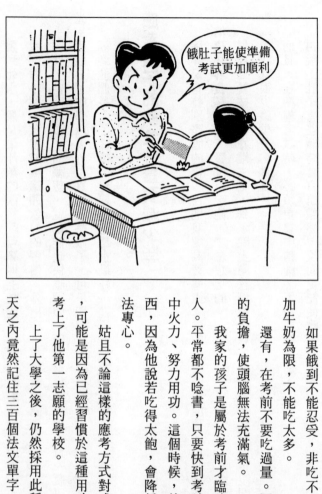

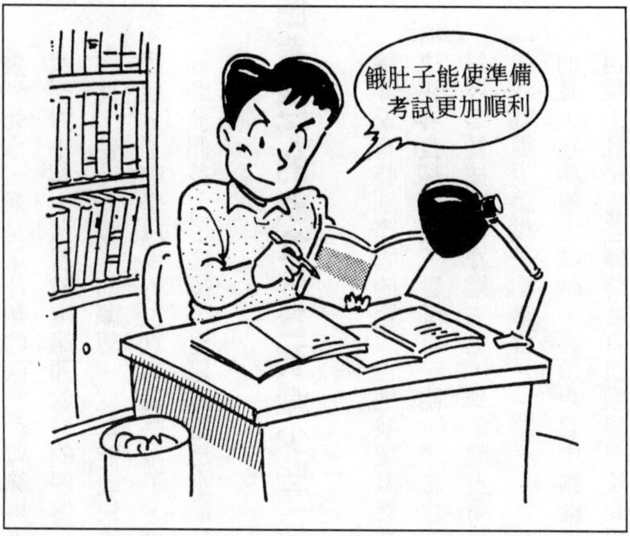

如果餓到不能忍受，非吃不可時，以水果加牛奶為限，不能吃太多。

還有，在考前不要吃過量。因為會增加胃的負擔，使頭腦無法充滿氣。

我家的孩子是屬於考前才臨時抱佛腳型的人。平常都不唸書，只要快到考試時，才會集中火力、努力用功。這個時候，他都不太吃東西，因為他說若吃得太飽，會降低集中力，無法專心。

姑且不論這樣的應考方式對或不對，不過，可能是因為已經習慣於這種用功法，大學竟考上了他第一志願的學校。

上了大學之後，仍然採用此種唸書法，兩天之內竟然記住三百個法文單字，而且以此為傲。

同樣的道理，大人若因工作而忙碌時，也可減少餐量。

有些上班族會這麼說：「今天忙了一個上午，午餐吃個牛排補一補吧！」這種話真不知該從何說起。

其實，倒不如吃烏龍麵，更能精力十足，好好工作。

只要是吃培養精力的食物，胃也能感覺輕鬆些。而且，若是在周末假日時散個步，也是一種不錯的運動。

氣的料理也可以節食

十五年以來，我一直維持同樣的體重。

不過，這是因為我刻意去努力維持所致。

穿洋裝十三號尺寸的身材絕對算不上是苗條，可是，十五年來一直保持這樣的體型，也是不容易的。

婦女一旦開始閉經之後，賀爾蒙就會失去平衡，容易導致肥胖。即使並未如此，一向不錯過美食的我，也容易在不知不覺中吃得過多，事後才開始傷腦筋。

一旦胖到必須穿十五號的衣服時，才開始慌慌張張地實施節食。儘量少吃東西，直到恢復到穿十三號的身材。

雖說是少吃，不過仍需攝取必要的營養。

已往每餐吃兩碗飯改成吃一碗，相對增加蔬菜的分量，使肚子仍有滿足感。剛說到吃百分之五十的蔬菜，若真能實行的話，實際上還可以降低肚子的卡路里。

例如：外子以前一邊吃肉類的下酒菜，一邊喝五至六大杯的啤酒。當時他的體重約八十二公斤（身高一百六十二公分），一臉肥胖還有雙下巴，但自從我實踐氣的料理之後，他就瘦到六十八公斤。

另外，在節食中也要盡量少吃油，以一天一大匙為限。此外，也有許多會員因為實施「氣的呼吸法」而促進新陳代謝，使得身材瘦下來的例子。

相反地，過瘦的人則認為可以「增進食慾」。

小孩的身材為皮包骨就行了

大人的肥胖固然有問題，不過，我更擔心的是小孩的肥胖。最近，胖成圓滾滾的孩子增加了許多。

而且，似乎鄉下裡胖的孩子比都市更多。

據說，這是因為現在日本的鄉村生活已經變成美國式了，即使到超級市場買個東西也要開車去。而且，小孩也一起坐車去，所以根本沒有走路的機會。

看著他們邊吃邊喝在超市買的零食和可樂，實在覺得看不下去。如此下去不胖才怪。

我甚至認為，孩子過胖代表父母不稱職。

小孩只要是有一點點肉的程度就可以了。

現在，請實踐氣的料理，救救這些肥胖的小孩。

但願從今以後，糖果公司能研發出不會使小孩變胖的飲料和餅乾。其實，為使糖果公司創造更好的利潤，若分別提供瘦孩子食用、胖孩子食用的點心，豈不更好。

只要過著釋出氣的生活方式，就會變美麗

在氣的美容法上，最重要的乃是一張充滿微笑的臉。

微笑的表情，可以讓氧氣散佈在整個臉上，變得更漂亮。人一笑，臉部的肌肉就會放鬆。前面反覆強調的鬆懈狀態，就是對身體健康最好的一種狀態，臉也是相同的。

若是眉間有三條皺紋的暗淡狀態，就會止氣，對美容而言一點好處都沒有。如果想到：「哇！現在額頭起了皺紋！」就要用手指磨擦額頭去掉皺紋。只要經常釋出氣，就能促進新陳代謝，使心情經常保持開朗快樂，才能顯現出一張真正令人賞心悅目的臉龐。

實際上，美貌並不只是臉形五官的問題而已，還要看那個人的心地是否美麗。這一點，尤其是在歲月增長之後，更看得出來。

年輕的時候，誰不是肌膚光滑、細緻柔嫩，各個嬌豔動人。但在年老之後，能否繼續保

持美麗動人，就要看那個人的生活方式，以及擁有什麼樣的心態。

這一切都可在臉上表現出來。

若是一個人心裡經常起伏不定，充滿嫉妒和憎恨，就會呈現出一張醜惡的臉。

當然，隨著年齡的增長，容貌也就會隨之衰退。

就像汽車一樣，剛出廠的新車光可耀人，吸引每個人的眼光；但用久了，就會漸漸成為一輛破舊的老爺車，這也是沒辦法避免的事。

可是，用久了的車子該如何維護保養呢？

因為，開久了的車子，有其他新車無法比的習慣性與感情，這也就是它的優點。

相同的道理，女人一旦過了五十歲之後，該如何保持美貌？如何繼續成為富有魅力的女性呢？女人一旦過了五十歲的話，要想維持昔日的美貌並不難。

全看那個人的心態而定。

或許應該說是否過著釋出氣的生活方式。

外子做祓禊修行的師母，是位叫做小倉遊龜的畫家。

她今年雖已高齡九十九，但皮膚仍白皙透紅，可說是一位真正的美人。

小倉太太是位臉上經常掛著笑容的女性。她的人生，其實可以從她的臉上窺知一二。像她這樣渡過晚年的生活方式，也是我的理想。

使細胞復甦的「氣的呼吸法」

呼吸法用之於美容上，也能發揮不同凡響的威力。

因為做「氣的呼吸法」，可使細胞復甦，所以肌膚會更加光滑且富有彈性。只要維持三個月的話，應該就能感覺到這個差別。

來道場修行的會員們，經過一至二個月之後，各個變得年輕又美麗。這可能是因為練習呼吸法所致。

因為做了呼吸法之後，細胞可增加其保濕力，使得細紋淡化。

當然，也可以預防皺紋。只要每天睡前做二十分鐘，且能持之以恆就行了。即使在做呼吸法時睡著了也沒有關係。因為做了呼吸法之後，心情能放鬆，容易入睡。

這對於美容也有幫助。

能使肌膚煥然一新，年輕又漂亮的氣壓術

在臉上實施氣壓的話，可使肌膚呈現煥然一新的美麗。

在次頁中我會向各位介紹臉上的線圖，又名「美容線」或是「年輕線」，可以使女性變得年輕又漂亮的奇妙之線。

晚上，洗過臉、擦了保養品之後，就可以實施氣壓術。

也可以在按摩臉時以輸氣的方式來進行，會比普通的按摩更有效果。

臉須要經常的觸摸它才行。

如果以氣壓整個臉的心情去觸摸它的話，就會有股真正鬆懈的舒服感。

此外，氣壓術對黑斑也有效。

因為黑斑就是血液滯留所致，實施氣壓術可促進血液循環，所以一定可以減輕黑斑。

我到了四十歲之前，一直都使用日幣只有二千元的乳霜，根本不在意價錢的貴賤，而且又經常晒太陽，還好，靠著臉部的氣壓療法，使我臉上一個黑斑都沒有。

晚上，洗過臉擦了保養品
之後，就可以進行

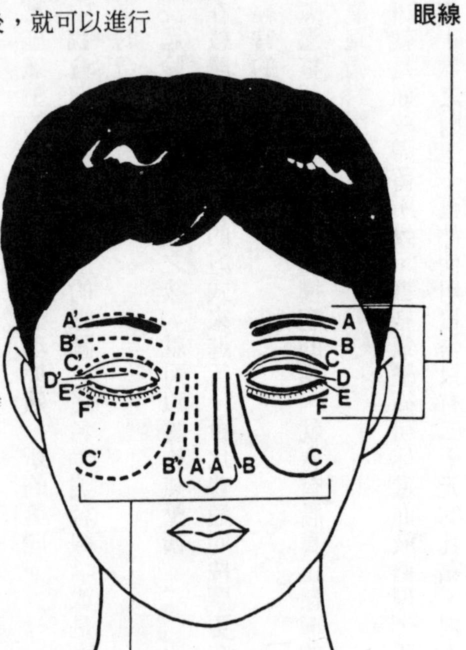

肌膚如煥然一新般
年輕又美麗

臉線（另稱美容線、年輕線）

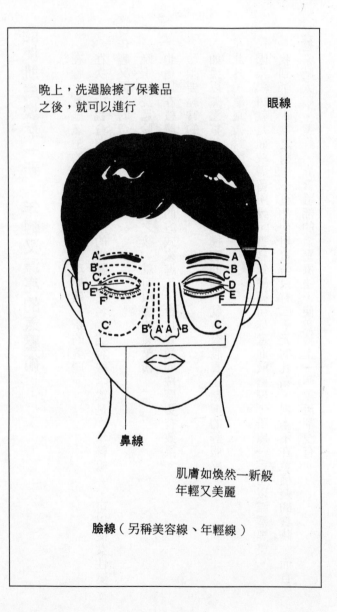

輸入氣的用錢法

花錢，同樣也應該採用輸入氣的用錢法。

光看使用錢的方法，就有活錢與死錢之分。

通常，我在處理家計時，會以實際收入的八成為可使用的範圍。比如說，如果月薪是三十萬日幣的話，其八成為二十四萬，因此假設這個二十四萬就是所有的收入，所有的開銷都必須在這個範圍之內。

如此安排用錢的方式，可以防備不時之需，留給家人在緊要關頭時使用。這就是當做活錢在使用。最常見的就是女性衝動購物的現象。例如，被廉價的洋裝吸引，買回家一穿才發現不合身，只好束之高閣……。

其實我也有過這樣的經驗，但我覺得這是最糟糕的死錢用法。

衝動購物，是因為氣未釋出所致。

即使心想「哇！這個好棒！」幾乎馬上就要出手買下時，也要等一等。

先穩住心於臍下一點，輸出氣之後，再把這件衣服拿起來看一看。如此一來，可能有「仔細一看才發覺這個顏色和我不配」的冷靜判斷。

在大庭廣衆前也不怯場的方法

我在二十歲時，得了所謂的紅臉症。只要稍微和別人講一下話，就會滿臉通紅。也經常被對方問道：「你發燒了嗎？」其實我本來就氣度小，患有擔心症。所以越是想「不可以臉紅」，就越緊張，臉也就越紅。我為此非常煩惱，很想把它治好，甚至連信仰宗教都試過了，可是仍然治不好。沒想到自從學了氣之後，自然而然地，紅臉症就好了。現在，即使有人邀請我或向我拜託一些事情，也能侃侃而談，其中的轉變真的很大。

但也不是說在大衆面前說話就完全不怯場，而是因為學會了如何不怯場的方法。尤其我還是母姊會的幹部，有很多在人前講話的機會。每次我都會很緊張，不過，最後還是靠著鬆懈法使自己放鬆，安然渡過每個難關。

首先，不要一直想著「不能怯場，不能怯場」。

也不要一直想著「要鎮定」，只要穩住心於臍下一點，同時做十次左右的呼吸法。此時，要特別注意是否確定吸氣和呼氣。因為人一緊張，就無法完全吐完氣之後再吸氣。

做了呼吸法之後，就會覺得相當舒服。

一旦以這種狀態上台演講時，可以再試試看我曾在第一章中提過的鬆懈法。

首先，踮起腳尖，並以腳跟稍微碰地的感覺站立。

接著，手要儘量地小幅度左右擺動三十秒。

如此一來，應該能感覺到去除全身的力氣，非常輕鬆才對。原本，人就應該是穩重的。因為重心在下，不穩重都難。若能這樣想，就能輕鬆許多了。

只要能穩住心並釋出氣，就不會受騙

會被騙婚的小姐，是因為氣不足所致。只要穩住心、統一身心兩面的話，就可以把對方看得一清二楚。

若能穩住心，以前看不見的東西都可以看得見。這是每個人都擁有的力量。

當我們在看一個人時，心裡絕不可以這麼想：「這個人信得過嗎？是不是想要騙我呢？」因為這表示是一種心不穩定，波濤洶湧的狀態。

越是擺出一副「我才不會被你騙」的樣子，心理的起伏也就越大，也就越看不清真理。

不管是做生意或做什麼都一樣，凡是對於初次見面的人，應該虛心接受，坦誠相見才是。

前述的東野公一先生，今年都已經七十七歲了，但據說都未曾收到過一張跳票的支票。支票會不會跳票，看對方就知道。

我想，正是因為東野先生能釋出氣，所以才辦得到吧！

只要傳遞出「我喜歡你」的心意，對方就能收到

方才提過騙婚，現在順便傳授給各位如何讓喜歡的人，也能對自己產生好感。

我有一次對我們研究會裡的小姐輔導。

她說很喜歡自己的上司，但是沒有直接告白的勇氣。問我有沒有什麼法子可使對方明白

自己的心意。

我就如此告訴她：

「這很容易。妳什麼都不必做，只要向對方送氣就可以了。若能一直把『我喜歡你』這樣的氣傳送給他，那麼，他也就會漸漸注意到妳了。」

不久，這位小姐很高興地跑來告訴我說：「那個人最近常派一些事給我去做，而且都只叫我一個人去做喔！」

這一點也可以應用在工作上。

如果想讓上司給與自己更高的評價，就可以對上司傳送「我喜歡你」這樣的勇氣。根本不必採取什麼很明顯的動作。

如此一來，對方必定有所感覺（不過外遇是不可以的）。

不管在任何的國度，凡是能熬出頭的人，必定能送氣。

即使他本人並沒意識到，也照樣能送出氣。而且，輸送的氣越強，也就越能成功。

後言

最近，有許多的機會聽到很多人說「正面映象非常重要」。

外子從四十年前開始到全世界去遊說正面人生和正面映象的重要性。但是，可能當時日本的經濟仍在發展中，所以真正肯聽外子提倡「氣之話」的人非常少。

因此，可說是在那種情況下，長年努力、步步為營的結果。

但自從泡沫經濟瓦解之後，世容為之一變，在企業進修中都會強調正面映象的重要性。就如同方才所言，到處都可以聽到人們在談論此事。這種情形非常的難能可貴，同時也可說是對我們非常有力。

不過，一個人要有正面映象固然重要，但是更重要的一點在於內在的教育。

如果只是在腦中想著正面映象的話，實際上並不會有多大的變化。或許有些人天生就擁有正面映象，可是大部分的人在每天忙碌的生活中，或許不知不覺就落入負面映象的僵局裡。

問題在於身心兩面在日常生活中能維持多久的正面映象。人又不是單靠精神力就可以活下去，必須身心兩面都形成正面映象之後，才能發揮其真正的威力。

身心兩面就像車子的雙輪。

特別是在數年前，由於日本經濟的崩潰，使得醫院中病人的數目遽增，令人不忍卒睹。像這種時刻，就更應該於身心兩面擁有正面映象的必要。

所以，這次我由自己的經驗中，挑出簡單易行的「氣的保健法」，並加以淸楚易懂地描述。各位護守家庭的主婦們，妳們的先生正為了重建日本經濟而每天辛苦地工作吧！想必他們的身心都疲憊不堪。

只要使用一點點「氣」的方法，就能治好先生們身心兩面的毛病了。

這一次我都是寫一些即使從今天開始，自己也能做到的東西。但願這些都能充分活用於育兒和自身的健康上，並且能有很大的助益。

作　者

大展出版社有限公司	圖書目錄
地址：台北市北投區11204 致遠一路二段12巷1號 郵撥： 0166955～1	電話：(02) 8236031 8236033 傳眞：(02) 8272069

・法律專欄連載・電腦編號 58

台大法學院 法律學系／策劃
法律服務社／編著

①別讓您的權利睡著了[1]	200元
②別讓您的權利睡著了[2]	200元

・秘傳占卜系列・電腦編號 14

①手相術	淺野八郎著	150元
②人相術	淺野八郎著	150元
③西洋占星術	淺野八郎著	150元
④中國神奇占卜	淺野八郎著	150元
⑤夢判斷	淺野八郎著	150元
⑥前世、來世占卜	淺野八郎著	150元
⑦法國式血型學	淺野八郎著	150元
⑧靈感、符咒學	淺野八郎著	150元
⑨紙牌占卜學	淺野八郎著	150元
⑩ＥＳＰ超能力占卜	淺野八郎著	150元
⑪猶太數的秘術	淺野八郎著	150元
⑫新心理測驗	淺野八郎著	160元

・趣味心理講座・電腦編號 15

①性格測驗１	探索男與女	淺野八郎著	140元
②性格測驗２	透視人心奧秘	淺野八郎著	140元
③性格測驗３	發現陌生的自己	淺野八郎著	140元
④性格測驗４	發現你的真面目	淺野八郎著	140元
⑤性格測驗５	讓你們吃驚	淺野八郎著	140元
⑥性格測驗６	洞穿心理盲點	淺野八郎著	140元
⑦性格測驗７	探索對方心理	淺野八郎著	140元
⑧性格測驗８	由吃認識自己	淺野八郎著	140元
⑨性格測驗９	戀愛知多少	淺野八郎著	160元

⑩性格測驗10	由裝扮瞭解人心	淺野八郎著	140元
⑪性格測驗11	敲開內心玄機	淺野八郎著	140元
⑫性格測驗12	透視你的未來	淺野八郎著	140元
⑬血型與你的一生		淺野八郎著	160元
⑭趣味推理遊戲		淺野八郎著	160元
⑮行爲語言解析		淺野八郎著	160元

・婦 幼 天 地・電腦編號 16

①八萬人減肥成果	黃靜香譯	180元
②三分鐘減肥體操	楊鴻儒譯	150元
③窈窕淑女美髮秘訣	柯素娥譯	130元
④使妳更迷人	成　玉譯	130元
⑤女性的更年期	官舒妍編譯	160元
⑥胎內育兒法	李玉瓊編譯	150元
⑦早產兒袋鼠式護理	唐岱蘭譯	200元
⑧初次懷孕與生產	婦幼天地編譯組	180元
⑨初次育兒12個月	婦幼天地編譯組	180元
⑩斷乳食與幼兒食	婦幼天地編譯組	180元
⑪培養幼兒能力與性向	婦幼天地編譯組	180元
⑫培養幼兒創造力的玩具與遊戲	婦幼天地編譯組	180元
⑬幼兒的症狀與疾病	婦幼天地編譯組	180元
⑭腿部苗條健美法	婦幼天地編譯組	180元
⑮女性腰痛別忽視	婦幼天地編譯組	150元
⑯舒展身心體操術	李玉瓊編譯	130元
⑰三分鐘臉部體操	趙薇妮著	160元
⑱生動的笑容表情術	趙薇妮著	160元
⑲心曠神怡減肥法	川津祐介著	130元
⑳內衣使妳更美麗	陳玄茹譯	130元
㉑瑜伽美姿美容	黃靜香編著	150元
㉒高雅女性裝扮學	陳珮玲譯	180元
㉓蠶糞肌膚美顏法	坂梨秀子著	160元
㉔認識妳的身體	李玉瓊譯	160元
㉕產後恢復苗條體態	居理安・芙萊喬著	200元
㉖正確護髮美容法	山崎伊久江著	180元
㉗安琪拉美姿養生學	安琪拉蘭斯博瑞著	180元
㉘女體性醫學剖析	增田豐著	220元
㉙懷孕與生產剖析	岡部綾子著	180元
㉚斷奶後的健康育兒	東城百合子著	220元
㉛引出孩子幹勁的責罵藝術	多湖輝著	170元
㉜培養孩子獨立的藝術	多湖輝著	170元

㉝子宮肌瘤與卵巢囊腫	陳秀琳編著	180元
㉞下半身減肥法	納他夏・史達賓著	180元
㉟女性自然美容法	吳雅菁編著	180元
㊱再也不發胖	池園悅太郎著	170元
㊲生男生女控制術	中垣勝裕著	220元
㊳使妳的肌膚更亮麗	楊　皓編著	170元

・青 春 天 地・電腦編號 17

①A血型與星座	柯素娥編譯	120元
②B血型與星座	柯素娥編譯	120元
③O血型與星座	柯素娥編譯	120元
④AB血型與星座	柯素娥編譯	120元
⑤青春期性教室	呂貴嵐編譯	130元
⑥事半功倍讀書法	王毅希編譯	150元
⑦難解數學破題	宋釗宜編譯	130元
⑧速算解題技巧	宋釗宜編譯	130元
⑨小論文寫作秘訣	林顯茂編譯	120元
⑪中學生野外遊戲	熊谷康編著	120元
⑫恐怖極短篇	柯素娥編譯	130元
⑬恐怖夜話	小毛驢編譯	130元
⑭恐怖幽默短篇	小毛驢編譯	120元
⑮黑色幽默短篇	小毛驢編譯	120元
⑯靈異怪談	小毛驢編譯	130元
⑰錯覺遊戲	小毛驢編譯	130元
⑱整人遊戲	小毛驢編著	150元
⑲有趣的超常識	柯素娥編譯	130元
⑳哦！原來如此	林慶旺編譯	130元
㉑趣味競賽100種	劉名揚編譯	120元
㉒數學謎題入門	宋釗宜編譯	150元
㉓數學謎題解析	宋釗宜編譯	150元
㉔透視男女心理	林慶旺編譯	120元
㉕少女情懷的自白	李桂蘭編譯	120元
㉖由兄弟姊妹看命運	李玉瓊編譯	130元
㉗趣味的科學魔術	林慶旺編譯	150元
㉘趣味的心理實驗室	李燕玲編譯	150元
㉙愛與性心理測驗	小毛驢編譯	130元
㉚刑案推理解謎	小毛驢編譯	130元
㉛偵探常識推理	小毛驢編譯	130元
㉜偵探常識解謎	小毛驢編譯	130元
㉝偵探推理遊戲	小毛驢編譯	130元

㉞趣味的超魔術	廖玉山編著	150元
㉟趣味的珍奇發明	柯素娥編著	150元
㊱登山用具與技巧	陳瑞菊編著	150元

・健康天地・電腦編號 18

①壓力的預防與治療	柯素娥編譯	130元
②超科學氣的魔力	柯素娥編譯	130元
③尿療法治病的神奇	中尾良一著	130元
④鐵證如山的尿療法奇蹟	廖玉山譯	120元
⑤一日斷食健康法	葉慈容編譯	150元
⑥胃部強健法	陳炳崑譯	120元
⑦癌症早期檢查法	廖松濤譯	160元
⑧老人痴呆症防止法	柯素娥編譯	130元
⑨松葉汁健康飲料	陳麗芬編譯	130元
⑩揉肚臍健康法	永井秋夫著	150元
⑪過勞死、猝死的預防	卓秀貞編譯	130元
⑫高血壓治療與飲食	藤山順豐著	150元
⑬老人看護指南	柯素娥編譯	150元
⑭美容外科淺談	楊啟宏著	150元
⑮美容外科新境界	楊啟宏著	150元
⑯鹽是天然的醫生	西英司郎著	140元
⑰年輕十歲不是夢	梁瑞麟譯	200元
⑱茶料理治百病	桑野和民著	180元
⑲綠茶治病寶典	桑野和民著	150元
⑳杜仲茶養顏減肥法	西田博著	150元
㉑蜂膠驚人療效	瀨長良三郎著	150元
㉒蜂膠治百病	瀨長良三郎著	180元
㉓醫藥與生活	鄭炳全著	180元
㉔鈣長生寶典	落合敏著	180元
㉕大蒜長生寶典	木下繁太郎著	160元
㉖居家自我健康檢查	石川恭三著	160元
㉗永恒的健康人生	李秀鈴譯	200元
㉘大豆卵磷脂長生寶典	劉雪卿譯	150元
㉙芳香療法	梁艾琳譯	160元
㉚醋長生寶典	柯素娥譯	180元
㉛從星座透視健康	席拉・吉蒂斯著	180元
㉜愉悅自在保健學	野本二士夫著	160元
㉝裸睡健康法	丸山淳士等著	160元
㉞糖尿病預防與治療	藤田順豐著	180元
㉟維他命長生寶典	菅原明子著	180元

㊱維他命C新效果	鐘文訓編	150元
㊲手、腳病理按摩	堤芳朗著	160元
㊳AIDS瞭解與預防	彼得塔歇爾著	180元
㊴甲殼質殼聚糖健康法	沈永嘉譯	160元
㊵神經痛預防與治療	木下眞男著	160元
㊶室內身體鍛鍊法	陳炳崑編著	160元
㊷吃出健康藥膳	劉大器編著	180元
㊸自我指壓術	蘇燕謀編著	160元
㊹紅蘿蔔汁斷食療法	李玉瓊編著	150元
㊺洗心術健康秘法	竺翠萍編譯	170元
㊻枇杷葉健康療法	柯素娥編譯	180元
㊼抗衰血癒	楊啟宏著	180元
㊽與癌搏鬥記	逸見政孝著	180元
㊾冬蟲夏草長生寶典	高橋義博著	170元
㊿痔瘡・大腸疾病先端療法	宮島伸宜著	180元
51膠布治癒頑固慢性病	加瀨建造著	180元
52芝麻神奇健康法	小林貞作著	170元
53香煙能防止癡呆？	高田明和著	180元
54穀菜食治癌療法	佐藤成志著	180元
55貼藥健康法	松原英多著	180元
56克服癌症調和道呼吸法	帶津良一著	180元
57Ｂ型肝炎預防與治療	野村喜重郎著	180元
58青春永駐養生導引術	早島正雄著	180元
59改變呼吸法創造健康	原久子著	180元
60荷爾蒙平衡養生秘訣	出村博著	180元
61水美肌健康法	井戶勝富著	170元
62認識食物掌握健康	廖梅珠編著	170元
63痛風劇痛消除法	鈴木吉彥著	180元
64酸莖菌驚人療效	上田明彥著	180元
65大豆卵磷脂治現代病	神津健一著	200元
66時辰療法——危險時刻凌晨４時	呂建強等著	元
67自然治癒力提升法	帶津良一著	元
68巧妙的氣保健法	藤平墨子著	元

・實用女性學講座・電腦編號 19

①解讀女性內心世界	島田一男著	150元
②塑造成熟的女性	島田一男著	150元
③女性整體裝扮學	黃靜香編著	180元
④女性應對禮儀	黃靜香編著	180元

・校 園 系 列・電腦編號 20

①讀書集中術　多湖輝著　150元
②應考的訣竅　多湖輝著　150元
③輕鬆讀書贏得聯考　多湖輝著　150元
④讀書記憶秘訣　多湖輝著　150元
⑤視力恢復！超速讀術　江錦雲譯　180元
⑥讀書36計　黃柏松編著　180元
⑦驚人的速讀術　鐘文訓編著　170元
⑧學生課業輔導良方　多湖輝著　170元

・實用心理學講座・電腦編號 21

①拆穿欺騙伎倆　多湖輝著　140元
②創造好構想　多湖輝著　140元
③面對面心理術　多湖輝著　160元
④偽裝心理術　多湖輝著　140元
⑤透視人性弱點　多湖輝著　140元
⑥自我表現術　多湖輝著　150元
⑦不可思議的人性心理　多湖輝著　150元
⑧催眠術入門　多湖輝著　150元
⑨責罵部屬的藝術　多湖輝著　150元
⑩精神力　多湖輝著　150元
⑪厚黑說服術　多湖輝著　150元
⑫集中力　多湖輝著　150元
⑬構想力　多湖輝著　150元
⑭深層心理術　多湖輝著　160元
⑮深層語言術　多湖輝著　160元
⑯深層說服術　多湖輝著　180元
⑰掌握潛在心理　多湖輝著　160元
⑱洞悉心理陷阱　多湖輝著　180元
⑲解讀金錢心理　多湖輝著　180元
⑳拆穿語言圈套　多湖輝著　180元
㉑語言的心理戰　多湖輝著　180元

・超現實心理講座・電腦編號 22

①超意識覺醒法　詹蔚芬編譯　130元
②護摩秘法與人生　劉名揚編譯　130元
③秘法！超級仙術入門　陸　明譯　150元

④給地球人的訊息　柯素娥編著　150元
⑤密教的神通力　劉名揚編著　130元
⑥神秘奇妙的世界　平川陽一著　180元
⑦地球文明的超革命　吳秋嬌譯　200元
⑧力量石的秘密　吳秋嬌譯　180元
⑨超能力的靈異世界　馬小莉譯　200元
⑩逃離地球毀滅的命運　吳秋嬌譯　200元
⑪宇宙與地球終結之謎　南山宏著　200元
⑫驚世奇功揭秘　傅起鳳著　200元
⑬啟發身心潛力心象訓練法　栗田昌裕著　180元
⑭仙道術遁甲法　高藤聰一郎著　220元
⑮神通力的秘密　中岡俊哉著　180元
⑯仙人成仙術　高藤聰一郎著　200元
⑰仙道符咒氣功法　高藤聰一郎著　220元
⑱仙道風水術尋龍法　高藤聰一郎著　200元
⑲仙道奇蹟超幻像　高藤聰一郎著　200元
⑳仙道鍊金術房中法　高藤聰一郎著　200元

・養 生 保 健・電腦編號 23

①醫療養生氣功　黃孝寬著　250元
②中國氣功圖譜　余功保著　230元
③少林醫療氣功精粹　井玉蘭著　250元
④龍形實用氣功　吳大才等著　220元
⑤魚戲增視強身氣功　宮　嬰著　220元
⑥嚴新氣功　前新培金著　250元
⑦道家玄牝氣功　張　章著　200元
⑧仙家秘傳袪病功　李遠國著　160元
⑨少林十大健身功　秦慶豐著　180元
⑩中國自控氣功　張明武著　250元
⑪醫療防癌氣功　黃孝寬著　250元
⑫醫療強身氣功　黃孝寬著　250元
⑬醫療點穴氣功　黃孝寬著　250元
⑭中國八卦如意功　趙維漢著　180元
⑮正宗馬禮堂養氣功　馬禮堂著　420元
⑯秘傳道家筋經內丹功　王慶餘著　280元
⑰三元開慧功　辛桂林著　250元
⑱防癌治癌新氣功　郭　林著　180元
⑲禪定與佛家氣功修煉　劉天君著　200元
⑳顛倒之術　梅自強著　360元
㉑簡明氣功辭典　吳家駿編　元

㉒八卦三合功	張全亮著	230元

・社會人智囊・電腦編號24

①糾紛談判術	淸水增三著	160元
②創造關鍵術	淺野八郎著	150元
③觀人術	淺野八郎著	180元
④應急詭辯術	廖英迪編著	160元
⑤天才家學習術	木原武一著	160元
⑥猫型狗式鑑人術	淺野八郎著	180元
⑦逆轉運掌握術	淺野八郎著	180元
⑧人際圓融術	澀谷昌三著	160元
⑨解讀人心術	淺野八郎著	180元
⑩與上司水乳交融術	秋元隆司著	180元
⑪男女心態定律	小田晉著	180元
⑫幽默說話術	林振輝編著	200元
⑬人能信賴幾分	淺野八郎著	180元
⑭我一定能成功	李玉瓊譯	180元
⑮獻給青年的嘉言	陳蒼杰譯	180元
⑯知人、知面、知其心	林振輝編著	180元
⑰塑造堅強的個性	坂上肇著	180元
⑱爲自己而活	佐藤綾子著	180元
⑲未來十年與愉快生活有約	船井幸雄著	180元

・精 選 系 列・電腦編號25

①毛澤東與鄧小平	渡邊利夫等著	280元
②中國大崩裂	江戶介雄著	180元
③台灣・亞洲奇蹟	上村幸治著	220元
④7-ELEVEN高盈收策略	國友隆一著	180元
⑤台灣獨立	森　詠著	200元
⑥迷失中國的末路	江戶雄介著	220元
⑦2000年5月全世界毀滅	紫藤甲子男著	180元
⑧失去鄧小平的中國	小島朋之著	220元

・運 動 遊 戲・電腦編號26

①雙人運動	李玉瓊譯	160元
②愉快的跳繩運動	廖玉山譯	180元
③運動會項目精選	王佑京譯	150元
④肋木運動	廖玉山譯	150元

國家圖書館出版品預行編目資料

巧妙的氣保健法／藤平墨子著，沈永嘉譯，
——初版——臺北市，大展，民86
面；　　公分——（健康天地；68）
譯自：だれでもできる氣の上手な使い方
ISBN 957-557-687-X（平裝）

1. 氣功法　　2. 健康法

411.12　　　　　　　　86001297

DAREDEMO DEKIRU KINO JOZU NA TSUKAIKATA
by Sumiko Tohei, Supervised by Koichi Tohei

First published in Japan in 1994 by Lyon Co., Ltd.
Chinese translation rights arranged with Lyon Co., Ltd.
through Japan Foreign-Rights Centre／Hongzu Enterprise Co., Ltd.

巧妙的氣保健法　　ISBN 957-557-687-X

原著者／藤平墨子
編譯者／沈永嘉
發行人／蔡森明
出版者／大展出版社有限公司
社　址／台北市北投區（石牌）致遠一路二段12巷1號
電　話／(02) 8236031・8236033
傳　眞／(02) 8272069
郵政劃撥／0166955－1
登記證／局版臺業字第2171號
承印者／國順圖書印刷公司
裝　訂／嵘興裝訂有限公司
排版者／千兵企業有限公司
電　話／(02) 8812643
初　版／1997年（民86年）3月

定　價／180元

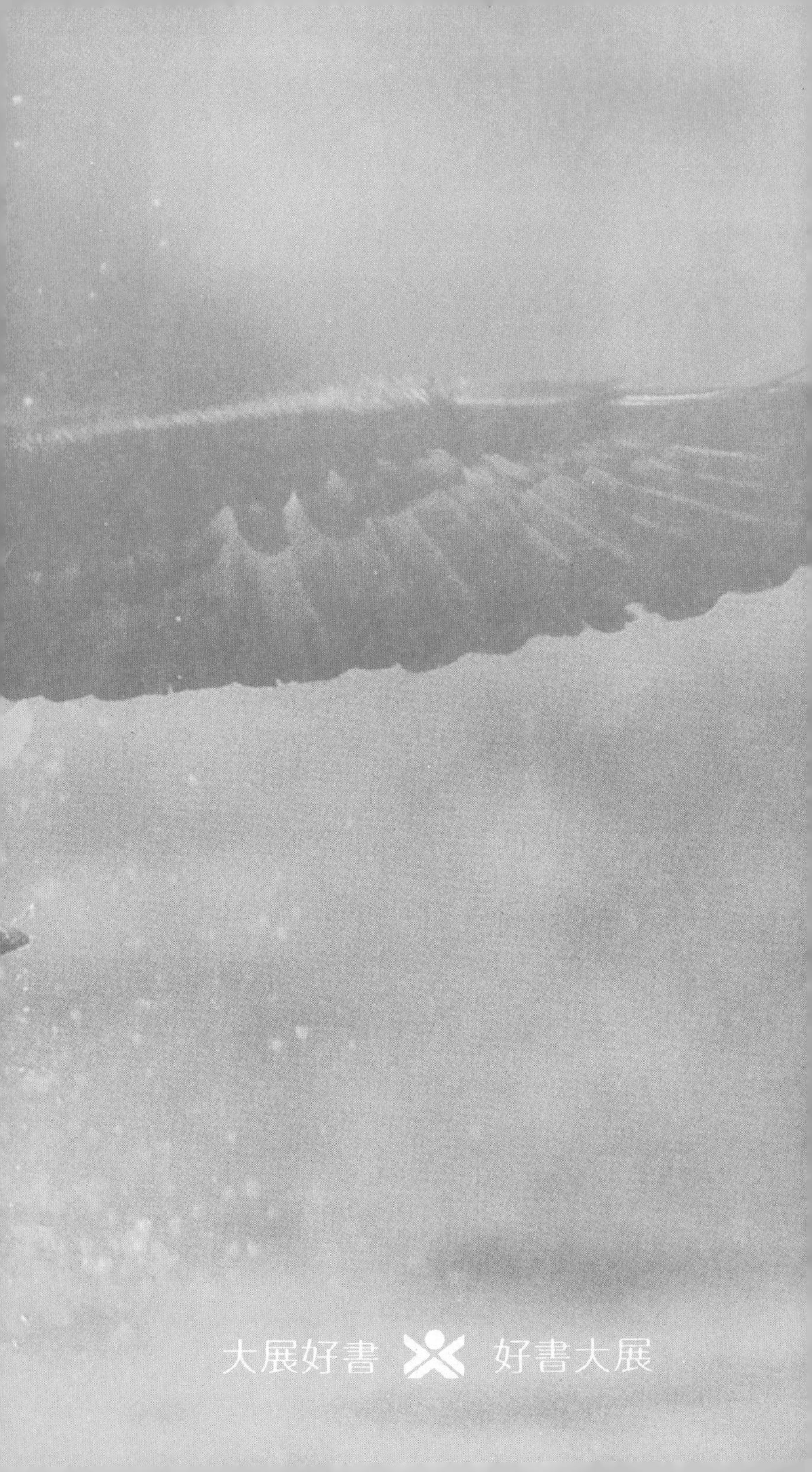
大展好書 好書大展

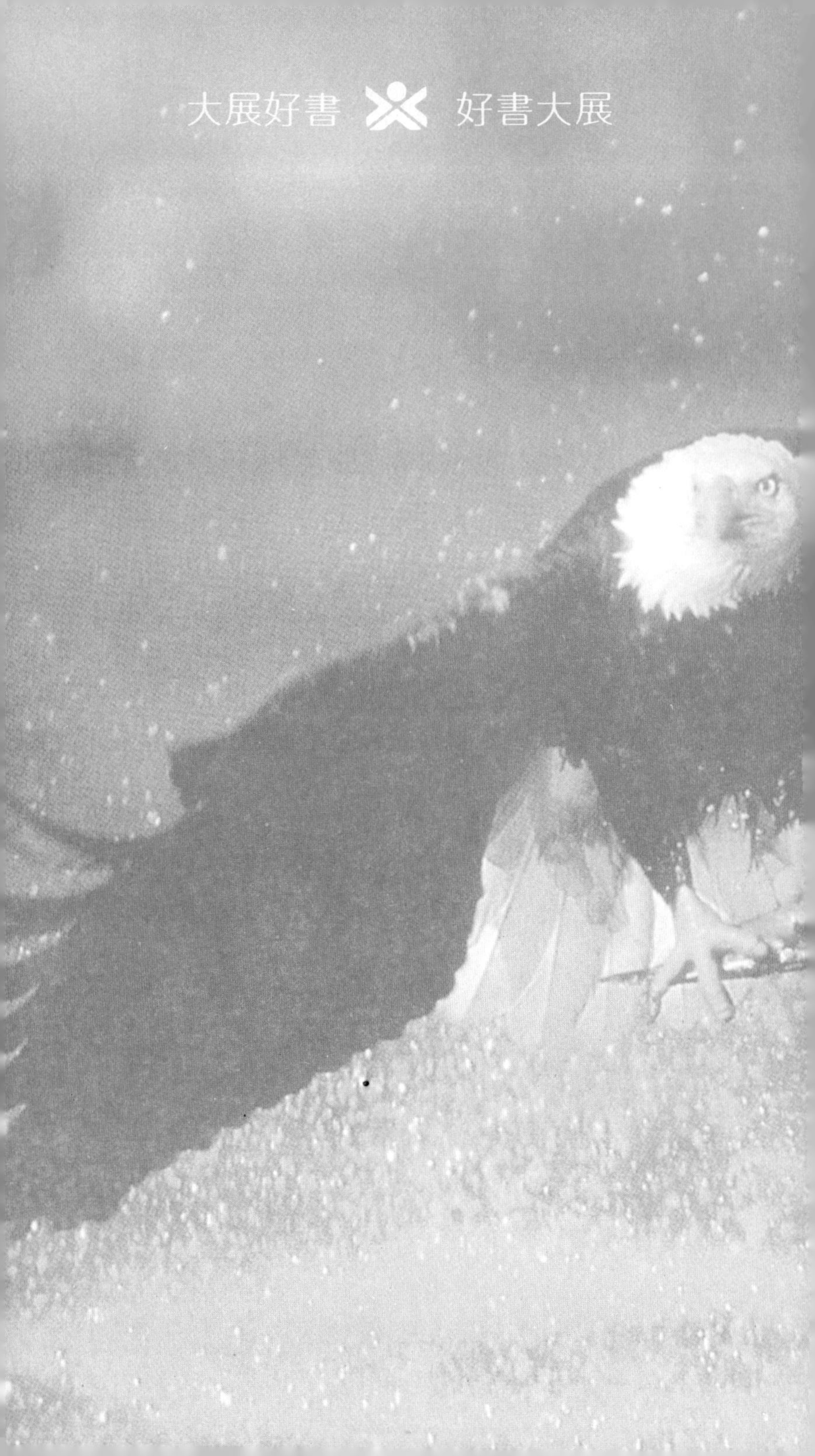
大展好書 好書大展